堅持

莊豐賓、王蘭芬——著

泌尿科醫師
破解攝護腺保健迷思，
教你找回青春活力！

推薦序／ 前國防醫學院院長　于大雄

　　本書的作者莊豐賓醫師他曾經在三軍總醫院服務，是我在臨床工作多年的同事與好友，很榮幸在此接受他的邀請為他的著作寫推薦序。所有老年男性常在退休之後，面對很多生活步調與家人相處適應上的難題與困惑。如何能做到退而不休、老而不廢和適時適用，達到身心靈合一的幸福境界，實為大家刻不容緩共同關心的議題。

　　莊醫師特別針對中老年男性在面對初老階段以及男性更年期所遭遇的生理、心理、體能各方面改變時，常發生的一些迷思困惑；尤其是在兩性關係方面以及接觸上互動所受到的影響和迷失挫折，做了一系列提綱挈領、條理分明、鉅細靡遺、循序漸進帶領讀者由淺入深全面的了解。相信可以幫助讀者們對於男性初老有所認知並且破除一些迷思，正面積極的做到早期的預防保健

與現況的有效治療與改善，無懼無畏的迎向燦爛絢麗的中老年人生，使大家的老年生活可更加圓滿且幸福。

相信藉由莊醫師帶來的這一份有關中老年男性幸（性）福的福音書籍，可使國內男性朋友獲得極大的助益，不但幫助自己也同時幫助了你的另一半。在此祝福大家開卷有益；也預祝莊醫師日後進一步有更多的著作來造福社會大眾。

（于大雄教授曾任國防醫學院院長、三軍總醫院院長、台灣外科醫學會理事長、台灣泌尿科醫學會理事長）

推薦序/ 友華生技醫藥集團董事長　蔡正弘

　　我從事醫藥領域將近50年，深深體會到健康的重要性。所謂防微杜漸需從預防保健、營養補充、好的日常生活品質，甚至於外表自信的建立等來做起，這些事情著實影響到人的健康狀態。

　　友華集團以提升人的健康與美麗，成為終生/身照顧的健康事業為使命，所以致力於發展全面性的健康產品，從嬰幼兒的奶粉、產婦和中老年人的營養補充、醫療藥物的研發生產，以及讓人更美麗的醫美、保養產品，都是秉持以人為中心的想法，去研發規劃提供獨特性、有利基的產品。

　　幸福醫師莊醫師為我多年的同事及醫學顧問。他在泌尿科學及臨床試驗倫理法規上學有專長，尤其在男性健康守護上更為其專精的領域。很高興能推薦他所著的新書，此書有專業的醫學知識介紹男性步入中年開始

會遇到的更年期困擾、幸福的危機及障礙，還有使生活品質受影響的攝護腺問題。另外文中更提出注意健康警示訊息的重要提醒。尤其男性的「微軟」不只是性功能的危機而已，事實上代表了身體系統已經需要進行嚴密的檢查及校正了。莊醫師用淺顯易懂、貼近民眾的言語來進行醫學知識的分享，同時也提供了實務上的病例來提醒我們，讓大家能清楚的去了解病因、症狀及治療的方法。另外他也提出許多有關預防、保健、治療的新概念，尤其是融合近年來著重於個人化的醫療規劃。所以我強力的推薦此書是男女皆適合的一本健康書籍，可以讓男性朋友自身受益之外，對於女性朋友來說也可以來一起了解枕邊人和父執輩所面臨的問題。

推薦序／ 律師、前紅十字會總會會長　陳長文

「男人有煩惱，先看書就有解！」

大家對我的印象是律師，但律師也是人，人就會生病，生病就需要請益醫師。

2009年，我在網球運動之後發現血尿症狀，檢查的結果，發現膀胱有一粒小的腫瘤，即刻進行膀胱鏡手術，將腫瘤摘除送驗。

根據切片報告，壞消息是：腫瘤是惡性的（癌細胞）；好消息是：取出的檢體應是位於膀胱表層唯一腫瘤。醫師說我應該是在第〇期到第一期之間，但為求謹慎，還是要接受六次的BCG（卡介苗），從尿道灌進膀胱內治療，用以啟動自身免疫反應，吞噬仍然可能殘留的癌細胞。

得到癌症有點不幸，幸運的是我發現得早，更幸運的我是三總閣中原前院長，以及本書作者莊豐賓醫師的

患者；從此，他們兩位是長文最「親密」的男朋友。

閻院長醫而優則仕，行政能力傑出，平時也熱心公益（紅十字總會等），是我非常佩服的醫官將領。莊醫師是閻院長的門下弟子，除了醫術精湛，對患者設身處地，是視病猶親的典範；他好學不倦，公餘時間完成了東吳法碩士的學位。離開公職後，莊醫師執行醫師工作外，也投身於業界針對新藥發展及臨床試驗貢獻一份心力。

有些煩惱，並不那麼適合跟別人分享，莊醫師在行醫之餘，把自己行醫泌尿專科的經驗整理成書《堅持：泌尿科醫師破解攝護腺保健迷思，教你找回青春活力》，提供「男人們」默默求解的管道，是男性朋友的一大福音！

長文肯定莊醫師的為人及醫術，樂於為他的書作序。

作者序

　　書名《堅持》對男人們下半生具有切身的關係，而和男性健康有何關聯性呢？且讓我賣個關子，先說明寫這本書的緣由。

　　猶記得1998年威而鋼大陣仗在全球大張旗鼓上市，第一批貨進入台灣，運送過程還需保全前後戒護。說威而鋼是口服壯陽藥的始祖，且改變了男性性功能障礙的治療準則，我想是可被眾人接受的。為了因應突然大量湧入追求幸福的男性患者，那時正值第三年住院醫師的我，有幸被泌尿外科指派跟隨恩師，即三軍總醫院性學大師李祥生主任，學習並協助幸福門診的診務。直到升任總醫師才停止跟診的任務。在那充滿挑戰的一年多日子，我發現性福是人生中多麼重要且寶貴的一部分。

　　人在年輕時血氣方剛，追求刺激快感，未能好好地體會性福的真諦。進入中年事業有成，人生經歷豐富，懂得品味享受周邊事物之時，卻開始發現因為三高、壓

力、健康亮紅燈，導致性功能危機，甚至勃起功能障礙危機。所幸的是因為資訊的發達，有越來越多的男性朋友，願意接受專業的診療來改善幸福的危機。

2005年感謝老師們（張聖原教授、陳宏一教授、閻中原教授、于大雄教授、孫光煥教授、林石化教授、朱紀洪院長、查岱龍院長、蔡建松副局長、蘇忠仁主任、王曉暹主任、馮超傑主任、李祥生主任、吳勝堂處長、李俊德副處長、蒙恩主任和泌尿科師長同仁們）的鼓勵，我帶著新婚的妻子一起前往美國克里夫蘭醫院，進行臨床研究員的進修。在美期間有非常多的學習，且發現陰莖功能是可以復健的，就像中風一樣，好的復健計畫可以使功能恢復到最佳的狀態。回國後我便開始致力在推行攝護腺癌術後陰莖復健計畫，在初期謝謝全台泌尿科師長們及同好的指教，更在江漢聲校長、黃一勝教授及廖俊厚教授的協助下，進行泌尿科同仁們的經驗交流及研究規劃。

現在「陰莖復健計畫」已經是國內醫療常規的一部分了。2010年一篇由以色列醫師發表了低能量陰莖震波應用在勃起功能障礙患者創新性的研究，這篇文章即刻吸引了我，因為這代表了正式開啟「陰莖組織再生」

的大門，也代表勃起功能障礙的治療繼威而鋼開啟的口服壯陽藥世代，又進階進入了另一個新的世代「再生醫學」。

期盼了多年之後，台灣終於有了「低能量陰莖震波」上市，在親身體驗並驗證其效果，內心實在雀躍不已，男性朋友回春不再只是紙上談兵的夢想。現在這個夢想是確實有實現的機會，真是太開心了。

這些年來除了持續精進傳統主流的男性學之外，也接觸到更多以往在醫學中心比較無法接觸到的其他醫學領域，如能量醫學、功能醫學、營養學（分子矯正醫學）、美容醫學、抗老醫學、頭皮育髮醫學、性治療醫學……等，包羅萬象的專業醫學。

我很喜歡國內抗老醫學大師——王桂良院長及馮俊哲副院長所宣揚的「人體花園理論」，一個花園要能樹木茂盛、花草叢生、生氣盎然，必定是所有的環節，如陽光、空氣、水、排泄、灌溉、土壤營養……等，皆處於妥善的狀態。所以任何的治療保健、保養規劃，應該是要全面性的，且要提早介入，而不間斷的持續進行，更是最重要的一環。

此書的出版，向各位男女性朋友主要分享的關鍵

觀點就是「融合醫療」、「早期介入」、「打破性健康惡性循環」、「長期保健」、「維持好還要更好的身體機制」。例如男性朋友，當發現「微軟」時便是出現「勃起功能危機」，此時便應該積極以「融合醫療」的方式給予個人化的醫療健康計畫。因為不趕緊打斷惡性循環，勢必會走向「微勃」的階段，此時已經是進展到「勃起功能障礙」了；下一步便是「不舉」最後「無望再舉」，雄風不再，青春小鳥一去不復返了。在處置的方式微勃階段絕對會比微軟階段處置來的複雜，且最終的效果大部分也會比較差。

到了揭開本書名《堅持》的真正含義，就是希望所有男性朋友皆能──「堅挺持久，家庭性福美滿」。在此序我要感謝恩師于大雄教授，提示「堅持」這二字當我幸福門診的中心目標，我相信達到「堅持」是獲得幸福（性福+健康）的不二法門。

在本書的第七章特地邀請我的好友，知名網路作家王蘭芬女士。將近20年來，男性朋友來至我的幸福門診最典型常見的問題，以貼近人心的文詞記錄下來，有20個寶貴的追求幸福人生的案例。我相信這些生命的經歷，也同時默默的發生在許多男性朋友身上。目地不

是要對號入座，而是提供自我省察的方向，若有相同的問題可以提早尋求專業醫療診治，若無也可增加醫療知識，預防可能的危險因子。趨吉避凶，持續保有享受幸福健康快樂的生活。

此書的第一章節：上帝創造的美好，以一般人可以了解的詞彙來介紹有關男性勃起的解剖、生理、病理、症狀和在幸福門診診療程序的重點，讓讀者能好好的了解、清楚自己的身體結構及健康狀態。當覺得健康狀態有些不同往常時，也可以先對於醫師會採取的診斷程序先行了解。

第二章：匯集了在幸福門診常見12個有關初老症狀，及男性性能力表現的相關迷思，透過重點說明來提醒男性朋友該如何面對迷思。

2006年台灣男性醫學會，針對成年男性性功能狀態進行調查。在陰莖勃起硬度部分，74%處於堅硬狀況（Gr4，硬度如小黃瓜），23%在微軟狀態（Gr3，硬度如帶皮香蕉），3%已經處在微勃和不舉狀態（Gr1、2，硬度如蒟蒻、剝皮香蕉）。所以有170萬的男性朋友已經面臨性福的危機，其中有20萬已經勃起功能障礙，男性朋友更應該積極地去為自己的幸福把關。

而就不同程度的勃起功能情況該如何進行適當對應的策略。在第三章：提供已經處於勃起功能障礙患者如何治療的重要指引，經由適當的處置，仍然有很大的機會可享有合宜的性生活。但是通常勃起功能障礙情況仍會持續的進展，所以定期追蹤及設立適當的期待，是非常重要的。「再生醫學」的介入，可使口服壯陽藥的效果提升。

　　對於23％（約150萬）處於微軟狀態的男性朋友，事實上同時開始有相關初老症狀，例如：排尿症狀、更年期症狀……等。這時勃起功能也出現了危機，此刻正代表著，身體對你的健康已經提出了警訊。你的身體對於你的青春小鳥不再是一個適當的棲息居住環境了（亞健康的環境），當然久了便會飛走不再回來。當發現初老症狀時，更需要全面性的去審視內在環境，找出危險的因子，調整偏差、矯正缺點，透過「融合醫療」方式重建健康的環境。相信當環境重新建立後，青春小鳥會再回來。所以在第四、五章：以治療、矯正、保健、保養的綜合觀點，提出「融合醫療」整合性的論述。期待提供正準備踏入或剛踏入初老階段的男性朋友，在面對勃起功能危機時，能有機會延遲初老的發展速度，同時

找回自信及幸福的人生。

　　第六章談到男性的特有結構攝護腺，通常在初老症狀出現時，排尿問題也是主要的症狀之一。隨著男性年齡增加，男性荷爾蒙變化，會引起攝護腺腺體的增生，而當增生的腺體逐漸壓迫到尿道管徑造成阻塞時，便會開始導致排尿不順暢。而隨著腺體的增生，排尿不順的症狀會逐漸加重，甚至最後影響到生活品質、膀胱功能及腎功能等。另外攝護腺有關的攝護腺癌和慢性骨盆腔發炎，也是攸關男性的健康問題。

　　在這本書從開始的發想、寫作、修訂及出版的過程，感謝主！有許多好友及貴人的幫助。特別要感謝王強董事長、趙政岷董事長、蔡正弘董事長、童嵩珍老師、家純、康姐、周德愷博士、洪岱稘醫師、洪作行醫師、劉一玄醫師、張朝凱院長、張祺璋醫師及所有分享健康概念態度的師長、好友和先進們。最後要特別謝謝我的家人全力支持並且參與協助這本書的完成。

目錄

第一章　上帝美好的創造

第二章　泌尿科診間男性面對初老常見的十二道迷思

第三章 對於勃起功能障礙患者的治療選擇 ——得到的僥倖，失去的是人生

第一章 >>>>

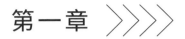

上帝美好的創造

人體的解剖構造及生理機轉是非常精確細膩的，在我們要開始討論陰莖勃起的生理機轉之前，先簡單的瞭解陰莖的解剖。

從陰莖橫切面，可以看到三個圓形柱狀體，構成了一個倒金字塔狀架構。主要是由兩個不同類型的海綿體構成，上方左右兩個為陰莖海綿體，此型海綿體在陰莖勃起時，可以藉由肌肉放鬆來大量儲存由動脈灌注進來的血液，而使陰莖膨脹達到堅挺。三角形底部的單一圓柱體為尿道海綿體，此型海綿體主要是負責尿液排泄的路徑。在此要特別注意的是，這兩種海綿體最大的差別，在於陰莖海綿體外面包圍著一層堅硬的白膜，就像腳踏車內胎外面包著硬的外胎，所以勃起時陰莖背側和兩側會是硬梆梆的；而在尿道海綿體外面是沒有白膜的，就像腳踏車僅有內胎，所以完全勃起時，可以摸到陰莖腹側是軟的。簡單說白膜的最主要功能是可以讓陰莖海綿體在動脈血液灌注最後階段，將血液保留在海綿體內，而能達到堅挺的程度，足以進入性伴侶的體內。尿道海綿體因為沒有白膜，所以在勃起時候觸摸可以發現是軟的。

在陰莖的根部有控制陰部的神經、動、靜脈由此進

入陰莖，控制著陰莖海綿體、尿道海綿體。控制陰莖的神經主要是來自於交感、副交感以及體神經。

勃起的生理機轉

勃起生理機能的啟動，通常是先來自於大腦，所謂的起心動念、飽暖思淫慾。因為受到外在的刺激或是性幻想，而產生了性的衝動。此性衝動的訊息會從大腦經由副交感神經啟動，透過脊椎神經傳達到陰部。陰部神經進入了陰莖海綿體後，就會促使海綿體和神經細胞的內皮細胞釋放出一氧化氮（NO），協助動脈血管壁放鬆使得動脈血流大量灌注進海綿體。而此時海綿體肌肉亦會放鬆，讓大量的動脈血液可以保留下來在海綿體內；接下來經由白膜外在壓迫使得靜脈血管被阻塞，血液無法流出，最後便可達到完全硬挺了。一氧化氮可以想成郵局的信差，當郵局收到來自大腦的訊息，便會派出信差去通知血管，海綿體進行放鬆的程序。

用另一種方式來說明，大腦就像指揮所，經由感官刺激（性刺激、影音、幻想……）後將性衝動指令，經由網路系統（神經）傳送至地區執行單位接收部門（陰

部神經）。地區接受單位接受訊號後就會派出通訊人員（一氧化氮）至各部門（動脈、陰莖海綿體）通知啟動肌肉放鬆使血液增量，海綿體儲存血液量增加，最後把出口（靜脈回流）關閉，使血液完全囤積在陰莖白膜內，最後達到硬挺。

經由性行為的進行、交和，陰莖前端的龜頭接受到與陰道接觸刺激的訊息，回傳到大腦，當大腦接受到一定程度的愉悅感時，累積最後就會達到高潮階段。進入高潮期，此時換由交感神經興奮傳達訊息給陰莖，而達到射精的動作。經由射精動作的過程將相關訊息回饋給大腦，最後達到了高潮的喜悅，即所謂的快感。特別的生理機制在此時也會啟動，就是當射精達成同時，交感神經會讓動脈血管收縮，靜脈回流增加，血液不再保留在海綿體內，而不再持續膨脹。這就是為什麼男性在射精高潮以後會馬上失去陰莖膨脹的原因，進入所謂的暫時不反應期。

☑ 幸福醫師莊醫師的叮嚀

性生活的最終目的，從生物面觀點主要是為了生命的延續。但當瞭解其生理機轉時，不禁讚嘆上帝創造萬物的偉大，整個過程設計的如此精細且平衡；也讚美我們古人的智慧，一句「飽暖思淫慾」，就已經清楚道出了陰莖勃起生理機轉中，最重要的啟動於產生「性衝動」。其中的奧妙想一想便可以清楚了解，當我們在面對壓力，或是在逃命的時候，需要交感神經興奮，給我們逃命的體力及對抗外在壓力的能量，所以這時候就不會有性衝動的想法。而副交感神經一般代表的是比較放鬆的時間，所以當我們放鬆的時候，副交感神經的興奮就會讓性衝動產生。

陰莖充血勃起的機制，可以把它想成一個劇院表演廳，裡面坐著許多尚未變身為綠巨人的浩克博士複製人。平常未演出的時候，前後門是打開，人員可以自由的，由前門進入，由後門出

去，表演廳的空間是非常鬆散的，就像男生陰莖未勃起的階段。當準備要演出的時候（前戲階段），會有大量的性衝動刺激湧入，海綿體放鬆血液囤積體積變大，而造成所有的浩克博士變身成為綠巨人。當全部變成綠巨人，占據了整個表演廳的空間，同時前後門也被完全關閉無法跑出去。最後整個演藝廳內的空間完全擠滿了綠巨人，造成了房間內壓達到最大。此時就如同陰莖海綿體在勃起的最後階段，吸收了大量的血液且靜脈被阻閉後，達到最大的壓力而造成了完全的硬挺。

　　當達到高潮射精時候，因為快樂的訊息讓所有的綠巨人再變身回正常體積的浩克博士，同時演藝廳的前後門又重新被打開了，所以馬上又恢復到軟的狀態，等待下次性衝動的到來。

造成性福危機的危險因子

一輛新車落地，駕駛的開車習慣，停車環境的條件，行駛路面的品質，定期保養與否，甚至連氣候都會影響到車子的功能及使用期限。男人的身體比車子更加精密，所以情緒、壓力、荷爾蒙、系統性全身疾病（常見高血壓、糖尿病、高血脂）、生活習慣（熬夜、睡眠品質、抽菸）、飲食習慣（重口味、重鹹、重辣、高糖），這些因素皆會影響男性的身體健康，當然也對性福的品質有很大的影響。

根據「台灣勃起功能障礙諮詢暨訓練委員會」在西元2004年對台灣本土居民所作的調查資料顯示：40歲以上的男性有17.7%患有勃起功能障礙；若再依不同的年齡群來分組則發現40-49歲組有8.2%，50-59歲組有17.9%，60-69歲組有27.2%，70歲以上有34.4%患有勃起功能障礙。可見勃起功能障礙的發生率是隨著年齡的增加而升高。

在同一研究中也發現，勃起功能障礙的發生率和一些慢性疾病也有著很密切的關係，其中糖尿病組有36.1%，高血壓組有28.3%，心血管疾病組有23.3%，攝

護腺肥大組有22.0%，憂鬱症組有25.8%患有勃起功能障礙。危險因子和引起心血管的因子相似，例如肥胖、糖尿病、高血脂和新陳代謝症候群、缺乏運動以及抽菸。在病理學上可見到勃起功能障礙和神經、血管、解剖、荷爾蒙、藥物作用及精神病變有所關連。

常見到的危險因子羅列如下：

1. 情緒壓力：除了造成夫妻、人際關係不佳，也會造成身體處在高張力的情況，增加自由基，易引起慢性發炎，而造成血管健康退化。

2. 荷爾蒙：最常影響的為睪固酮，中年男子40歲過後，開始進入睪固酮衰退的情況。睪固酮的不足會造成身心靈的影響，在性福這件事會產生性慾降低，晨勃減少，舉而不堅的情況，且會越趨嚴重。一開始微軟（Microsoft）慢慢變成微勃，最後演變成不舉，即所謂陽萎。

3. 這幾年因為環境荷爾蒙的增加，藥物和肥胖也使得部分男性體中的女性荷爾蒙，或是泌乳激素有偏高的趨向，而造成男性勃起功能的危機。

4. 系統性疾病增加勃起功能障礙的危險率
   糖尿病增加4.1倍勃起功能障礙的危險率。

攝護腺疾病增加2.9倍勃起功能障礙的危險率。

周邊血管疾病增加2.6倍勃起功能障礙的危險率。

心臟疾病、憂鬱症增加1.8倍勃起功能障礙的危險率。

高血壓、高膽固醇增加1.6倍勃起功能障礙的危險率。

5. 生活飲食習慣的不正常，易使身體荷爾蒙失調，增加自由基，而使血管阻塞，陰莖海綿體產生纖維變化，使勃起功能呈現減退，出現性福的危機。

☑ **幸福醫師莊醫師的叮嚀**

　　所以危險因子的控制、矯正是在男性健康管理非常重要的一環。所謂預防勝於治療，若能早期的去矯正，可以讓因為危險因素後續產生的病理變化減輕、延緩，甚至有機會去重新的恢復生理機能。但如果沒有同時處理的話，在男性健康的維持，就會大打折扣。因為這些因子所產生的副作用，會持續的影響到身體的生理機能進而影響到幸福健康。

勃起功能障礙的病理機轉

從生理機轉，我們了解勃起由大腦中樞驅動，經由脊椎神經傳導至陰部神經血管，啟動血管和海綿體擴張充血，同時靜脈回流閉鎖達到硬挺。所以當這環環相扣的機制出了差錯，便會開始產生問題，而形成臨床上的症狀。

大腦（指揮所）

通常勃起啟動時若情緒緊張、擔憂，會使交感神經過度興奮，而導致陰部動脈血管、陰莖海綿體無法達到足夠的放鬆來使陰莖充血。

年輕人也常因與性伴侶相處的問題而引起心因性的障礙，而使向下傳達的訊息不足，而無法達到充足的充血反應。

中年人最常見因睪固酮的不足，或是持續性功能障礙引發後續心理障礙，造成自信心不足，而使性慾、性衝動不易高漲，同樣使向下傳達的訊息不足，而無法達到充足的充血反應。

脊椎

　　大腦產生的性衝動經由脊椎傳導，使陰莖充血。若脊椎受傷就會造成大頭有想法，小頭無反應的情況。但是臨床上若陰莖的血管海綿體是正常功能的話，則有機會透過局部的性刺激去啟動勃起機制；而若陰莖血管和海綿體已有退化者，則會導致上述機會減少。

陰莖神經

　　為會陰部分接收來自脊椎神經訊息的重要結構。通常長期的糖尿病，曾接受陰部手術如：直腸癌、攝護腺癌，容易在手術過程中使其受損而影響其功能作用，使得性衝動的訊息無法適時傳達到血管和海綿體。

陰部動脈/海綿體動脈

　　常因高血壓、糖尿病……而使其管徑減小甚至阻塞。充血時血流灌注量減少，而造成無法達到硬挺。

陰莖海綿體

　　若因糖尿病控制不佳，或因更年期、骨盆腔手術所引起夜間勃起減少，長期會造成海綿體纖維化，使得在

性奮充血時因彈性降低無法完全保存血液，而使得硬度不足。

陰莖靜脈和白膜

在後天性陰莖彎曲者或者皮洛氏症候群者，容易因為白膜結構受損而使得靜脈漏血，使得陰莖不易達到維持全硬挺。

☑ **幸福醫師莊醫師的叮嚀**

勃起包含男女雙方的伴侶關係（心理因子），性衝動產生及傳遞，陰部神經的接收，陰部動靜脈和海綿體放鬆充血（生理器官因子），當其中任一步驟出了問題，就會開始出現微軟的情況；再嚴重就演變成微勃最後完全舉不起來，就是所謂的陽萎。所以在規劃治療方法時，要評估不同的病理情況後，而提出個人化的治療計劃。

病症的產生

　　當上一章談到的病理機轉逐漸產生，男性朋友會開始發現自己的小弟弟和以前有些不同。

1. 晨勃發生率減少，且硬度也較不如前。代表夜間勃起的次數亦減少。

2. 勃起達到堅硬所需的時間拉長，刺激度需要加強，前戲時間須更長。

3. 勃起硬度漸漸不足以順利進入性伴侶的體內。勃起硬度可分為四等級，通常至少要達第三級才可以進入女性的陰道。（第四級為小黃瓜，第三級為帶皮香蕉，第二級為剝皮香蕉，第一級為蒟蒻）

4. 勃起硬度在要進入性伴侶的體內之前就軟掉，如同兵臨城下了卻在城門口怯步了。

5. 好不容易陰莖硬度可以進入性伴侶體內，卻無法維持硬度，很快就軟掉。通常早期在更換姿勢或稍微分心就容易軟掉，到了後期進去不久便難以維持硬度而軟掉了。

6. 最後進入所謂的陽萎，沒有晨勃，沒有充血，沒有硬梆梆，青春小鳥飛走了，完全失去自信心。夫妻沒有

性生活，小弟弟只剩排尿功能。開始產生憂慮、焦慮，逐漸失去自信心，接著開始躲避性行為，夫妻關係漸漸產生疏離。

若主要由心因性引起的勃起功能問題，在臨床症狀表面上會有所不同，通常晨勃、自慰都還行，但是只要面對性伴侶時就不行了（有時針對不同對象有不同的表現）。常常發生在年輕男女朋友彼此之間相處出現問題，而投射性的在親密行為中也出現了問題。若不解決根本的癥結，漸漸的會發展成合併器質性的勃起功能障礙。

☑ **幸福醫師莊豐賓醫師叮嚀**

單純心因性造成的案例大多發生在年輕人，30 歲以後常見的是心因加上器質性的混合型為主。

早期介入可以及時打破惡性循環（勃起危機 → 擔心憂慮 → 表現每況愈下 → 失去信心 → 失去性慾 → 最後失去性福及家庭幸福）。

勃起功能障礙分類——診斷評估，門診常見的問診重點

在門庭若市的泌尿科門診前，等候號碼到來進入問診，對於許多男性朋友是會產生心理的壓力。所以進入診間後，常會顧左右而言他，在經歷一番折騰，醫師已經準備完成病歷記載的瞬間，男性朋友才會蹦出「醫師，我最近那方面也不行……」終於說出今天來門診的真正目的了。

相較於形象柔弱的女性，普遍來說，一般男性無法輕易說出內心的困擾，尤其當問題牽涉到私密的「小弟弟」，實際上「他」在自身面子及兩性關係和諧度上有著舉足輕重的地位，甚至是攸關身體健康的警訊。所以應該用更積極的態度去瞭解「他」，以及「他」任何不同於往常的表現所代表的意義。

目前在台灣男性常見的性健康困擾，包括了不舉（勃起功能障礙治療）、陰莖外觀與尺寸不滿與早洩等問題。

勃起功能障礙分類

　　勃起功能障礙依病因，一般可分為三類，包括器質性、心因性和混合型（器質性+心因性）。事實上大部分為混合型。

診斷評估

1. 第一步為詢問基本醫療病史，性生活現況和性伴侶的相處情形。若性伴侶能一起參與診察過程更好。盡可能在輕鬆的氣氛下進行，可採用問卷方式，並且要向患者及其伴侶解釋診治的過程及方式。醫病間需要對治療的方式及期待所能達到的效果要先有共識。

2. 性生活史評估：評估需包含性向，過去和現在的性關係，現在的情緒狀況，何時開始有勃起的問題及多久了，先前的諮詢及治療情況。若能了解患者和性伴侶的相處狀態更好。在性生活史評估時，需仔細地了解患者平常的生理表現如晨間勃起反應、性慾；與性伴侶的前戲情形，如時間長短、勃起的硬度；真槍實彈上場性行為時其性興奮、硬度維持、射精及性高潮達到的程度，以上重點皆要仔細詢問。通常臨床實務上可採用評量表來達到評量的目的，例如國際

勃起功能評量表IIEF（International Index for Erectile Function）、男性性健康評量SHIM（Sexual Health Inventory for Men）。患者有時會合併有男性更年期障礙、憂鬱症、攝護腺肥大症候群等相關症狀，需要同時仔細評估診療。

3. 理學檢查：每一個患者皆需要進行泌尿生殖、內分泌、血管和神經系統的檢查。對少見的疾病亦要排除之，如Peyronie's disease, LOH（late onset hypogonadism）,BPH……等相關的疾病。患者若前三至六個月未監測過血壓和心跳者，應予以檢測。

4. 血液生化檢驗：檢驗項目必需根據患者的情況，及可能存在的危險因素來進行檢驗。例如血糖、醣化血色素、血脂、男性睪固酮……等。

5. 性能力做為心血管系統的危險指標：性功能障礙的患者有心血管疾病的高發生率。流行病學的研究結果強調無論男女性功能障礙、心血管危險因素和代謝疾病危險因素，在彼此間存在互相的關係。所以性功能障礙能增加糖尿病患者、無症狀心血管疾病的篩檢敏感度。性功能障礙的患者在心血管疾病、心臟冠狀疾病、中風和所有原因引起死亡的危險率是明顯增加的。

診斷評估流程

詢問基本病史	• 由專業泌尿科醫師詢問基本醫療病史，了解性生活及患者與性伴侶相處現況，若性伴侶能一同參與問診，更有助於找出問題，也能一同溝通對於治療的期待及需求，達成治療的共識。
性生活史評估	• 採用評量表評估包括性向、過去與目前的性關係、勃起功能障礙問題出現與持續的情形等。由於勃起功能障礙有時會合併男性更年期、憂鬱症、攝護腺肥大症候群等症狀，也需納入評估診療。
理學檢查	• 針對泌尿生殖、內分泌、血管及神經系統進行理學檢查。
血液生化檢驗	• 檢測血糖、醣化血色素、血脂、男性睪固酮等，依據患者的情形與評估可能存在的風險進行相關檢驗。
作為心血管系統危險指標	• 根據研究結果，性功能障礙患者在心血管疾病上也有著高發生率，因此在進行治療前，也需評估是否有糖尿病、心血管疾病等風險，並適時轉介專業醫療單位進一步治療。

特殊的檢查

1. 夜間陰莖勃起硬度測試（Nocturnal penile tumescence and rigidity test）

   這項測試至少需要執行兩晚。有功能的勃起表示勃起時的硬度在龜頭部分至少能達到60%，且能維持至少

10分鐘。

也可以在家自行進行郵票測試，晚上睡覺前用郵票浮貼把陰莖圍繞一圈，隔天早上起床觀察郵票是否有被撕裂開。若有代表有夜間勃起，若沒有不用馬上擔心，多做個兩次測試，若郵票一直沒有撕裂開，那就要找幸福醫師了。

2. 海綿體注射測試（Intracavernous injection）

此測試主要在評估血管的狀態。正常情況為注射後10分鐘內可達成勃起狀態，可維持30分鐘。臨床評估時通常需要在配合都卜勒的檢查。

3. 都卜勒檢查（Duplex ultrasound of the penis）

當最大收縮血流大於30cm/s，舒張末期血流下降速率<3cm/s，並且抗阻比值>O.8，視為正常。

4. 海綿體灌注及壓力測試

通常考慮進行血管重建手術者才會進行此項檢查。

5. 精神評估

當有臨床上精神情緒需要評估時，應該會診精神科性諮詢專家。尤其當年輕患者（年齡小於40歲者）有長期原發性勃起功能障礙者，在進行器質性檢查前，精神狀態評估將會有助於整體的評量。

6. 陰莖外觀評估

　　檢查是否有需要手術矯正的問題，例如尿道下裂、先天性陰莖彎曲，或是Peyronie's disease。

☑ **幸福醫師莊豐賓醫師叮嚀**

　　幸福門診諮詢會問到許多個人私密的問題，男性朋友請相信專業的醫師，在互信的情況下，慢慢地卸下心防，讓真正的情況如實地使醫師了解，在抽絲剝繭後，可以為你規劃出最適合的個人化診療計畫。我常跟幸福門診的朋友說「相信必得效果；不信必使效果打折」，因為信心也是性福治療中非常重要的處方。

第二章 >>>>

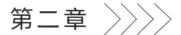

泌尿科診間男性面對初老
常見的十二道迷思

為什麼小便越來越慢？甚至滴到褲子

　　過了中年的男性朋友，第一次來到泌尿科門診，常常主要是因排尿的問題已經造成生活品質的困擾了。夜尿、尿急、尿不乾淨、尿速無力，甚至滴到內褲。因此不敢去旅遊，嚴重影響到日常生活。

　　造成男性排尿困擾的主因就是俗稱攝護腺肥大，事實上因為男性荷爾蒙的變化而造成攝護腺增生。因為膀胱口一出來便是攝護腺，所以當其增生至某種程度，便會促使尿道變窄而形成下泌尿道症候群，也就是俗稱攝護腺排尿阻塞刺激症狀（Low Urinary Tract Symptom, LUTS）。

　　因為膀胱出口被增生攝護腺阻塞了排水道，所以膀胱就需要更加出力。排尿等候開始的時間拉長，因為速度變慢而不易排空，反而讓膀胱的餘尿量增加，使得膀胱無法排空而造成膀胱肌肉無法獲得完全休息的時間。

　　最後就造成了膀胱過動，產生了急尿、夜尿、尿速變慢、尿柱變細，尿完想再尿的殘尿感，甚至滴到褲子等症狀。

為什麼晚上需要起來上廁所？

中年過後，有些男性朋友會發現夜晚需要起床上廁所的次數增加，在臨床上，若每天半夜需要起床上廁所至少一次的話，便叫做夜尿。平常大部分夜晚可一覺到天亮。

造成夜尿的兩個常見的原因

1.抗利尿激素（ADH）分泌量減少

當人夜晚深層睡眠時，大腦便會下令釋放出抗利尿激素（ADH），讓夜晚的尿液產生減少，可一覺至清晨。所以白天清晨第一泡小便，會呈現深黃色的濃縮尿液，就是抗利尿激素（ADH）的作用。所以當晚上睡眠狀況受到影響，無法有足夠的深層睡眠，就會使抗利尿激素（ADH）分泌不足，使尿液產生增加；若達到膀胱需排空的容量時便會醒來上廁所，結果使得深層睡眠時間又更加減少，形成了惡性循環。導致一晚起來三至四次，睡眠品質受到影響，也連帶使白天精神不佳。當然也有人是因為老化，而使得抗利尿激素（ADH）本身分

泌不足所引起的。

2.睡眠不佳

　　造成的原因常見的有：煩惱、精神壓力、打鼾、睡眠中止症候群、**攝護腺肥大**使得膀胱餘尿多，晚上水分攝取量過多……等。而造成不容易進入深層睡眠，所以夜間尿量無法濃縮，因此就得常起床尿尿，而形成惡性循環。另一方面也可能因**攝護腺肥大**餘尿長期未排空，產生刺激症狀造成頻尿和夜尿。

如何調控呢？

　　通常晚餐後要開始限制水分的攝取，因為喝多一定會尿多，所以要有所限制，接著再依照可能的原因一一予以矯正，例如改善攝護腺肥大的症狀。若自己已經達到需要進行抗利尿激素（ADH）額外補充時，要記得在補充期間，晚上水分的限制一定要落實，以避免大量水分囤積在身體內，而造成低血鈉。嚴重低血鈉，有時會導致昏迷，千萬得謹慎。

為什麼早上小弟弟不再升旗？

有人說男人二十是奔騰，三十是日立，四十是微軟，五十是松下，六十是聯想。

然而這些變化主要原因和男性荷爾蒙——睪固酮有關。睪固酮是男人精氣神的來源，就像蒸氣火車的煤炭一樣，晚上火車進入保養廠維護補足煤炭和水，同時進行各項保養工作。晚上保養工作完成後，早上便帶著充足的媒炭和水，動力十足出廠工作。

男性荷爾蒙在晚上深層睡眠時的大量產生，儲備白天的需求，同時進行保養勃起的功能。所以正常男性晚上會有四至六次夜間勃起，而晨勃是最後一次的週期。

但隨著男性更年期發展，男性荷爾蒙分泌量減少，使得夜間勃起功能減退，所以晨勃頻率降低，而引起陰莖組織的退化。

若上述情況未矯正，夜間訓練不足久而久之，除了晨勃不見之外，勃起功能也會開始明顯衰退。所以晨勃亦是男性健康的一個重要指標。

為什麼需要花很多時間及力氣才能硬起來，但是進去後很快就軟了？

「堅持——堅挺持久」是男人在性功能追求的目標。年紀增長，性行為時會開始出現需要很久的前戲，費了大力氣才能達到一定的硬度，好不容易進去陰道卻無法維持一下就軟了。

若以飛機來做比喻：

20出頭的年輕人像直升機，不拘地形，隨時隨地便可起降，動性超強。

30、40歲男人就像戰鬥機、轟炸機，充滿戰鬥力及火力，可做高超動作；但是起降需要在特定的地方機場、航空母艦，以及一定長度的跑道。

50歲男人就像運輸機一樣，經歷豐富、充滿技巧及內涵；但是因為噸位重，需要較長的跑道，且起飛速度會慢一些，並耗油量也較多。

60、70歲的男人，就像偵察機和教練機一樣，豐富的經驗及技巧，偶爾飛上高空，但戰力卻不行了。

80歲的男人，就如同陳列在停機棚和博物館的展示機一般，供人欣賞，自我回味。

從上述的比喻，便可以知道，男性隨著年紀的增長會因複雜的因素，如男性荷爾蒙減少、心血管問題、血液灌注不足……等，使其性功能的表現亦呈現退化。所以男人也要像飛機一樣，確實進行定期保養、落實維護高妥善率，讓飛機可以持續的在空中遨遊，否則這個「堅挺持久」的目標會逐漸離開。

為什麼人到了中年容易無精打采，沒有朝氣？

當有這些情況，除了要去檢驗是否有血糖、肝腎功能問題之外，中年男性開始感到體力變差、沒精神、沒耐心、沒耐力、易打瞌睡、身體變短、勃起硬度變差……等以上大多和睪固酮分泌不足有關，開始進入男性更年期症候群。如同在前文提到睪固酮是男性精氣神來源，就像蒸汽火車煤炭提供動力一樣，當煤炭不足動力產生也就不足，所以會感到無精打采。

只要在標準程序監測下，適當、適量的男性荷爾蒙睪固酮補充，同時再加上睪固酮原物料的營養素，譬如DHEA、精胺酸，促進肌肉產生的必需胺基酸……等，

會讓你重新啟動活力的泉源。

為什麼射出的精液量沒有像以前多？

罩丸產生的精子約占精液總量1-2%左右，大部分精液的組成來自攝護腺、儲精囊、尿道腺體的分泌物，這些分泌物提供精液所需的養分及保護。

睪固酮是維護睪丸、攝護腺、尿道正常功能的重要荷爾蒙，當進入男性更年期，睪固酮分泌逐漸減少，長久下來會使精液的量變少。

不射精對身體會有傷害嗎？

不射精代表幾種不同的意涵：可能是無性生活、無高潮、乾性射精、延遲射精或者是勃起功能障礙，無法完成性行為。

通常射精過程使男人產生強烈快感，而達到性高潮。大腦也會釋放出對身體有益的化學物質，產生幸福的感受。

所以不射精對身體不見得會造成傷害，但是因射精

產生的高潮快感，確實可以增加男性身心靈的健康，所以若能達到射精的程度，性生活的滿意度會比較高。

為什麼射精後想來第二次勃起所需要的時間越來越長？

射精後會進入消軟期，在射精或停止性刺激後，因交感神經作用持續，使陰莖動脈血管和海綿體收縮，所以動脈血流灌注大幅減少，回到平常鬆弛的狀態。這時靜脈回流的功能重新啟動，所以陰莖長寬會回到正常鬆弛的狀態。這時候就會進入一段不反應期，對性刺激不反應。隨著年紀增長，除了射精的強度和精液量減少之外，不反應期也會延長。

為什麼我的小弟弟越來越短，現在只剩下排尿功能了？

男人無論在性行為或是自慰，皆可使陰莖有充血膨脹的過程。事實上夜間在深層睡眠時會產生男性荷爾蒙分泌，因男性荷爾蒙增加會啟動夜間勃起4-6次，使得陰

莖有膨脹充血的過程。場景可以想像成國軍部隊，每天半夜進行操練，枕戈待旦保持戰力，隨時準備上場衝鋒陷陣。

所以夜間勃起對於男性勃起功能維持，也占有一個重要的角色。當進入初老，男性荷爾蒙分泌越來越少，使得夜間勃起、晨勃頻率強度減少，同時全身系統性疾病，例如三高的產生亦會使陰莖血管、海綿體產生病變，使得性生活品質降低。

當平常演練減少，夜間勃起頻率降低，實際操練又表現不佳，當然功能就會越來越差；當小弟弟失去彈性就會越來越短。所以如何預防延遲小弟弟越來越短，避免只剩排尿功能，需要男性朋友積極修正潛在的健康危險因子。

我的小弟弟會比別人小嗎？

根據我在2003年10月於《台灣男性醫學會雜誌》，所發表的台灣年輕男性陰莖長度和外觀的調查報告：

未勃起前陰莖體（不算龜頭）長約5.3公分，至尿道口約7.1公分；勃起後陰莖體（不算龜頭）長約11.2

公分，至尿道口13.5公分；勃起前後陰莖體（penile shaft）增長了5.91公分；勃起前平均寬度為2.34公分，勃起後則為3.99公分，前後增寬了1.65公分長。體重、身高、BMI，耳長、耳寬、鼻長、食指長寬和勃起前後的長度未見統計上的相關意義；未勃起的長度和勃起後的長度亦無統計上的相關。

至於陰莖多短才算真短？依據國外之前研究，取這次調查受試者最短的前2.5％做平均值計算，認為勃起前小於4公分、勃起後小於7公分者，也許便可考慮向泌尿專科醫師諮商。

而身高、體重、BMI……等身體不同特徵是否可預測勃起後的陰莖長度？事實上在近幾年來的許多研究有不同的結果，所以這方面似乎仍是未定論。2002年BJU有位英國大夫研究男性所穿的鞋子號碼大小是否可預測生殖器大小，當然結果是無科學依據，但可見西方人士對這方面調查的熱情。

事實上大部分擔憂陰莖太小的人其長度是正常的。若真正陰莖很小的人，勃起前小於4公分、勃起後小於7公分者表示陰莖發育不良，建議至泌尿科門診進一步檢查排除是否有先天性內分泌異常。

近年來各國對於陰莖長度的測量

Authors	Area	Year of publication	Pt No	Age（mean）	Flaccid length（cm）	Stretch length	Erect length（functional）
Hunter	USA	1996	80	21-82（54）	8.85	12.45	15.74
Schneider	Germany	2000	111	18-19（18.2）	8.6		14.48
Roberto	Italian	2001	3300	17-19	9	12.5	
Shan	UK	2002	104	17-84（54）		13	
Evangelos	Greece	2002	52	19-38（25.9）	12.2		
Mustafa	Turkish	2002	3300	20-22（21.2）	9	12.5	12.73（penile length）
簡邦平 Dr	Taiwan	2003	33	（65.4）			12.43
吳偉成	China		2547	16-40	7.43		13.08
莊醫師	Taiwan	2003	39	20-24（22.7）	7.18		13.53

陰莖增大加長手術是不是可以讓我性能力更好？

「大鳥」一直是大部分男人的夢想，所以有些男性朋友會考慮進行陰莖增長、增粗的手術。

目前陰莖增長手術是把藏在骨盆腔部分的長度拉提出來，使得外露在外的部分感覺上增長。就像一棟大樓地上5層樓，地下3層樓，增長手術就是把地下一層拉提出地面上，使得地面上的樓層成為6層，地下為2層。外觀看起來地面上的樓層增加了，但實際整個大樓全部樓

層高度仍是一樣8層。

在實際勃起達全硬時，長度是和手術之前相同的。因為懸韌帶切斷使陰莖被拉提出來，所以有些人在性行為時，會覺得陰莖在晃動，有根基不穩的感覺。

陰莖增粗有多種方式可採取，如人工皮植入、自體脂肪填充或是玻尿酸各種方式皆可達到某種程度的效果。當然有利也有弊，且每個人適合的方式不同，所以每個案例皆須和專業醫師進行詳細諮詢討論，所以在此不詳述。

陰莖增粗術後對於勃起時粗度是會有些變大的效果，但是對於硬度不會有影響。雖然陰莖增長增粗，實際上對勃起的長粗影響不大，但是對於某些常需進行商業聯誼，如泡溫泉、洗三溫暖談生意的男性朋友，脫下褲子後「大鳥」所建立的自信心，是不容被質疑的。

口服壯陽藥是否安全？以後做愛做的事都只能靠壯陽藥物嗎？

威而鋼於1998年上市，是第一種口服壯陽藥。後來陸續上市且具知名度者，尚有樂威壯和犀利士。

當大腦受到性刺激會經神經傳導，使神經末梢和血管內皮細胞，先釋放出一氧化氮（NO），一氧化氮會滲入海綿體內的血管平滑肌細胞，刺激鳥苷酸酶（Guanylate cyclase）將GTP（Guanosine triphisphate）轉換成cGMP。而cGMP可以促使平滑肌鬆弛，所以可以使陰莖動脈血管肌肉放鬆，使大量血液灌注入陰莖海綿體，且將血液囤積於海綿體內達到硬挺。

　　而cGMP可被PDE5（Phosphodiesterase type 5）代謝，使其失去活性。所以口服壯陽藥主要藥理機制，便是抑制PDE5酶的作用（PED5i），促使cGMP被水解速度減緩；而使得平滑肌放鬆的時間持續較久，勃起機制也可以維持更佳的效率及時間。

　　換言之，口服壯陽藥，可以加強陰莖血管和海綿體工廠的工作效率，延長重要步驟的有效性及運作時間使得勃起功能改善。

　　但是勃起功能障礙是多發性綜合因素造成，口服壯陽藥可增加現階段的效能；但是若未確實去改善原本的病因，單單只依賴口服壯陽藥，慢慢就會發現產生類似抗藥性的情形。事實上不是產生抗藥性，應該是勃起的相關病變更加嚴重了，而使得藥物的效果變差。

在這20年來口服壯陽藥的安全性，基本上是被認可的。通常會遇到的副作用有鼻塞、臉潮紅、胃酸逆流……等。另外，犀利士相對下比較會有肌肉痠痛的問題，尤其是在高劑量。所以口服壯陽藥PED5i安全性是高的，但是切記它的絕對禁忌症（就是絕對不可使用的情況），便是不可和硝化甘油類的藥物合用。因為兩者可能會使效率加倍，而造成具生命威脅的低血壓急症出現。

綜言之，口服壯陽藥可以明顯改善勃起功能障礙，有六至七成患者可成功完成性行為。若由目前臨床經驗的證據顯示，僅靠它是無法治癒勃起功能障礙的問題。但是口服壯陽藥是現在勃起功能障礙治療的第一線首選。

第三章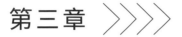

對於勃起功能障礙患者的
治療選擇──得到的僥倖，
失去的是人生

衛教、醫病溝通與治療選擇評估

需和確診勃起功能障礙患者及其性伴侶進行討論，了解他們的期待和需要。確認是否了解病因、預後和治療的方式。病患衛教是勃起功能障礙處置最基本的部分。

大部分的勃起功能障礙患者，可以經由現在的治療方式獲得成功的治療，但是無法治癒。不過仍有少部分患者可能治癒，這些患者勃起功能障礙的病因，通常是只有單純精神性引起、年輕人創傷後動脈引發的及荷爾蒙引起（如男性睪固酮低下、高泌乳素症）勃起功能障礙。

勃起功能障礙患者常合併因生活型態或藥物引起的相關危險因子，而這些因子是可被改善或恢復的。同樣地，在治療勃起功能障礙的第一階段時，對於相關潛在和並存的疾病應該予以良好控制（如內分泌失調、代謝症候群、糖尿病、高血壓……等）。

綜上所述，大部分勃起功能障礙患者，只要其引起的病因不是特別原因的，將可接受有計劃性的治療。這個治療的選擇、效果、安全性、侵入性和費用，皆需依

照患者的意願予以規劃執行。治療的效果，可依患者和其伴侶的滿意度，生活品質的改善程度來評估。

1.荷爾蒙因素

對於異常荷爾蒙的處置，會診新陳代謝科的專家將可以獲得較好的矯正。引起睪固酮不足的原因，可能是來自睪丸功能的不足，或是來自中樞原因（如腦下垂體、下視丘因素）。當有臨床適應症時，睪固酮補充是有效的治療方式。在開始補充前，應該先進行肛門指診，PSA、血容比（Hct）、肝功能、血脂等檢查：在補充期間需追蹤血容比、肝功能和PSA。睪固酮補充（testosterone supplementation, TS）用於有攝護腺癌病史的患者身上目前仍有爭議，因為睪固酮補充對於攝護腺癌的復發或進展是否有明顯影響，目前的仍然只有侷限的證據。要特別注意的是睪固酮補充是不可以用在攝護腺癌末治療的患者，同時對於不穩定的心臟病患者亦不可使用。

2.年輕患者因創傷引起的動脈性勃起功能障礙

年輕患者因骨盆或會陰部創傷所引起的動脈性勃起

功能障礙，手術矯正陰莖血管有60%至70%的長期成功率。但手術前需要先排除是否有海綿體靜脈閉鎖不全，因為此為血管重建手術的禁忌症，可經由動態性灌注血管壓力圖檢查來排除。為了靜脈閉鎖不全進行靜脈結紮手術，因為長期結果不理想，目前不再推薦為勃起功能障礙治療的主要選項。

3.性心理諮詢及行為治療

對於有顯著心理問題的患者或是混合型的患者，可以採用心理諮詢合併行為治療。

第一線治療

口服壯陽藥（PDE5I, phosphodiesterase type 5 inhibitor）

cGMP可使海綿體平滑肌放鬆，增加動脈血流。而酶Phosphodiesterase type 5（PDE5）能分解海綿體內cGMP，所以抑制PDE5可加強海綿體平滑肌放鬆，增加動脈血流，使靜脈血回流受到壓制，維持陰莖勃起。但

壯陽藥本質無法啟動勃起，所以使用後需要性刺激釋放出NO才會達到勃起。

1.威而鋼（Sildenafil, Viagra）

西元1998年上市，為第一個上市的口服壯陽藥。建議起始劑量為50mg，然後再依照效果及副作用進行劑量調整。服用後30至60分鐘開始作用，高油脂食物會影響藥物吸收使其延遲，而效果維持可能達到12小時。最近新型的口溶錠可以適用於對傳統口服錠有吞嚥困難者。

2.犀利士（Tadalafil, Cialis）

於西元2OO3年上市，服用後2-4小時可有最高效果，並且可維持達36小時。犀利士吸收不受食物的影響。需要時（On demand）建議起始劑量為10mg，再依患者效果及副作用進行劑量調整，也可使用每日錠劑量為5mg。

3.樂威壯（Vardenafil, Levitra）

西元2OO3年上市，服用30分鐘後可以有效果，高油脂食物會影響效果。建議起始劑量為10mg，再依患者

效果及副作用調整劑量。

如何選擇口服壯陽藥

對於目前已經上市的壯陽藥，尚未有雙盲或三盲的臨床試驗進行不同藥物間的效果比較。如何選擇用何種壯陽藥？應該依患者性生活頻率及使用的經驗來選擇。患者應該知道藥物的是屬於長、短效，副作用及如何使用。

口服壯陽藥的持續使用

在動物研究中，發現對於因為年老、糖尿病或手術損傷所引起的勃起功能障礙，長期使用PDE5I可以有效地改善或預防陰莖海綿體結構的改變。但目前在人體上尚未有相關的數據。對於性生活頻繁者或是不喜歡需安排性生活時刻表的患者，可依患者實際的需求和醫師的判斷，予以患者犀力士每日錠（5mg/day）處方；對於性生活不頻繁者或是喜歡安排性生活時刻表的患者，可依患者實際的需求和醫師的判斷，需要時（On demand）予以患者威而鋼（Sildenafil）或樂威壯處方。以上因人不同給予最佳的規劃，但是皆需要進行週期性

的追蹤和重新評估。若是合併下泌尿道症候群的勃起功能障礙患者，持續服用犀利士每日錠是可行的。

口服壯陽藥安全性的考量

1. 心臟血管的安全

根據臨床研究結果和上市後的資料，目前在台上市的三種壯陽藥對於使用藥物的患者，不會增加心肌梗塞的機率。長期使用或是需要時才用，這兩者的心血管安全性是相同的。特別需要注意的是使用壯陽藥的禁忌症：(1)患者最近六個月有心肌梗塞、中風或是心律不整已經威脅到生命者；(2)患者在休息狀態下血壓過低（BP < 90/50 mmHg）或是血壓過高（BP > 170/100 mmHg）；(3)患者有不穩定性心絞痛、性行為時心絞痛或是心衰竭>NYHAC class 2。

2. Nitrates硝化甘油類藥物對於壯陽藥是禁忌

使用PDE5I絕對禁忌症為病患正在使用任何型式的Nitrate類藥物。因為會造成cGMP過度聚集，而引起不預期的血壓下降和低血壓症狀。兩者互相作用的時間長短，和使用何種壯陽藥及nitrate有相關。若患者服用壯陽藥後有胸痛產生，依服用的藥物不同，威而

鋼、樂威壯、犀利士,則開始可以給與硝化甘油救治,所需要的最少間隔時間依上序分別為24小時、24小時、48小時。

3. 降血壓藥物

PDE5I和降血壓藥物合併使用(ACEI, ARB, Calcium blockers, Beta blockers, and diuretics)可能會引起血壓稍微降低,但是影響程度通常輕微。但是和Alpha blockers合併使用,則可能因為交互作用而導致姿勢性低血壓,就不同PDE5I的使用建議,分別陳述如下:

· 威而鋼合併使用時,需要特別提醒患者,一般低血壓的發生常在服用後4小時內。所以合併使用時建議起始劑量由25mg開始。

· 樂威壯合併使用時,需要在確定患者的Alpha blocker的使用已經進入穩定期,才可以開始合併使用。

· 犀利士不建議和Doxazosin合併使用。

對於口服壯陽藥無反應者的處置

最常見的兩個對PDE5I無反應的原因,為不正確的

使用方式或是缺乏效果。所以在開始使用特定的PDE5I時，最少要嚐試六次。對於無反應者也要去確認患者的潛在的原因。

- 確認是否使用合法認證的藥物。
- 口服壯陽藥PDE5I存在龐大的黑市交易。所以要確認患者如何獲得藥物？
- 確認患者獲得合適的處方及正確的使用。

患者未正確的使用藥物，最常見的主因是未從醫師處獲得正確的諮詢。

最常見不正確使用的方式如下：(1)無適當的性刺激；(2)未使用適當的劑量；(3)使用的時間不對。說明如下：

口服壯陽藥PDE5I的作用是依賴著陰莖勃起組織內的副交感神經的末端所釋放出的一氧化氮（NO）。而通常NO的釋出需經由性刺激，也就是若沒有適當的性刺激和NO的釋放，口服壯陽藥PDE5I無法有效的作用。另外，口服壯陽藥PDE5I後需要有一段的時間等待，讓血中濃度達到有作用的範圍，雖然有部分的患者可以在15-30分鐘就可達到有效作用，但是大部分患者需要較長的時間。而且威而鋼的吸收會受到食物的影響，樂威壯

吸收亦會受到高油脂食物影響。食物對犀利士的吸收影響較少，但是從口服後到可以有效進行性行為的等待時間需要較長的時間；也要去確認患者服用口服藥物後到進行性行為，這期間的等待時間是否過久。大致上威而鋼和樂威壯的半衰期約4小時，建議的有效期間約口服後6-8小時。犀利士的半衰期約17.5小時，所以有效期間較長大約達36小時。

所以對一開始服用PDE5I無效的患者，需要再重新進行衛教，強調正確劑量、正確使用時間和性刺激重要性；然後患者可以重新嘗試並且再追蹤其效果。有時對於仍然無效者，可以更換成另外一種PDE5I或許有用。

對於嚴重的勃起功能障礙可以建議採用合併長、短效藥物的方式。例如犀利士每日錠合併短效的威而鋼，如此使用方式不會使明顯的副作用增加。

對於重新嚐試口服藥物仍無反應的患者，可以先給予低能量陰莖震波治療；在完成預定的療程後，待陰莖血管及海綿體產生再生反應後，有機會對口服藥物重新產生反應。若仍無反應者，應該採用進一步的替代治療，例如陰莖海綿體注射或真空吸引器……等。人工陰莖手術則會放在最後的治療選擇。

真空吸引器（Vacuum erection devices, VED，助勃器）

真空吸引器搭配上在陰莖根部的收縮環，可使血液囤積在陰莖，而使海綿體被動性的膨大。依據已經發表的文獻，足以進行性行為的勃起滿意度可達到90%；若不論引起勃起功能障礙的原因，整體滿意度為27-90%。大部分不持續使用真空吸引器患者，會在三個月內發生。長期使用者在2年後尚有50-64%。常見的副作用為疼痛、無法射精、血斑、挫傷和麻痺感。假如患者在30分鐘內拔除收縮環，就可避免嚴重的副作用皮膚壞死。凝血功能異常或是正在服用抗凝血藥物的患者，為使用真空吸引器的禁忌。對於性生活頻率低，並且因為合併疾病無法使用壯陽藥物的年老可溝通的患者，真空吸引器可以用來治療他們的勃起功能障礙。

再生醫學——低能量陰莖震波治療（Shockwave therapy）

低能量陰莖震波治療（low-intensity extracorporeal shock wave therapy, LI-ESWT）提供勃起功能障礙新的治療方式，因為其再生醫學的特性，可使血管新生，所

以已經被列為最新的第一線治療。由最近的臨床試驗結果顯示，對於原本口服壯陽藥PDE5I治療有反應的或無反應的患者，震波治療皆可以使這些勃起功能障礙的患者，獲得進一步不同程度的勃起功能改善。例如可以降低口服藥物的所需劑量，或是原本對藥物無反應的改善後對口服藥物開始有反應。有越來越多的臨床資料驗證了低能量陰莖震波治療再生醫學的特性及其特別的療效。在第五章節會針對此新的療法做專節介紹及討論。

第二線治療——陰莖海綿體注射 （intracavernous injection, IC）

對於口服藥物無效的患者，可以考慮採用陰莖海綿體注射（intracavernous injection, IC）。採用IC治療勃起功能障礙，這個的方法從1982年問世至今已經將近40年了，成功率高達85%。可進行海綿體注射的藥物，目前在台灣仍上市的主要為Alprostadil（Caverject TM），是第一個也是唯一一個被核准使用在陰莖海綿體注射用來治療勃起功能障礙。單一注射時有效的建議劑量範圍為5-40ug，在注射後5-15分鐘可以出現勃起，而勃起持

續時間則依據所用的劑量而不同。患者需要接受訓練課程來學習如何正確地操作。對於一般的勃起功能障礙患者陰莖海綿體注射治療效果成功率大於70%，甚至糖尿病或心血管疾病患亦是。94%的患者可以進行性行為，病患滿意度約87-93.5%，性伴侶滿意度亦可達86-90.3%。主要副作用包括疼痛（長期比率逐漸降低，從50%到11%），延長勃起（5%），纖維化（2%）和過度持續勃起（priapism）。全身性的副作用不常見，通常在使用高劑量時才會造成輕微地低血壓。禁忌症為曾經對Alprostadil過敏、priapism高危險者（持續異常性勃起）、凝血功能異常者。

第三線治療——人工陰莖

當勃起功能障礙患者對現行的第一和第二線治療皆無效，或是想要永久性地解決他們的問題，此時可以建議接受人工陰莖手術。目前最常採用的有二種：

1.可膨脹性三件式充水式的人工陰莖

大部分的患者喜歡三件式的人工陰莖，因為比較像

自然勃起生理現象，同時可以提供較佳的勃起硬度和未勃起狀態。符合生理機制，平時外觀正常，要性行為前按下放置在陰囊中的暗鈕，便可使存在水球內的水灌注入兩側的白膜內，使陰莖膨脹。完事後，再按下陰囊中的暗鈕，便會使白膜內的水回注到水球，使陰莖回復正常外觀。但使用久了機械故障的機會可能增加。

2.多關節可塑性單件式的人工陰莖

可塑性的人工陰莖造成堅硬的陰莖，患者利用手動的方式來調整陰莖位置，使處於勃起狀態或是未勃起狀態。提槍立馬可以即刻上陣，但無法膨脹。

綜言之，不論適應症的差異，且在正確適當的諮商下，患者（92-100%）和其性伴侶（91-95%）對人工陰莖有高的滿意度。人工陰莖手術最主要的併發症為機器失效和感染。目前最常被使用的三件式設計上的改善，已經降低機器的失效率，5年追蹤結果失效率少於5%。若感染則需要把植入體取出，並且給予抗生素治療。

☑ 幸福醫師莊豐賓醫師的叮嚀

　　為了評估治療的效果及安全性，定期追蹤是很重要的。一個成功的治療除了效果和安全性外，也需了解患者的滿意度。醫師和患者需瞭解沒有任何一種治療是可以適合所有病患的，所以必需經過詳細的討論及評估，因人而異採用最適合個人的治療方式，即所謂的個人化的醫療規劃。

　　目前勃起功能障礙的治療主軸，仍是以現階段能達到足以進行成功性行為的勃起為治療的主要目標，所以時間久了有些患者會有口服壯陽藥逐漸失效的感覺。所幸再生醫學逐漸蓬勃，低能量陰莖震波治療（low-intensity extracorporeal shock wave therapy, LI-ESWT）提供勃起功能障礙新的治療方式，其再生醫學的特性被列為最新的第一線治療。相信未來幾年，會有更多再生醫學的醫療方法如外泌因子、幹細胞……等，可以運用在勃起功能障礙的治療，修復重建陰莖血管及海綿體組織。讓回春不再只是廣告口號，找回青春小鳥不再只是一個遙遠的夢想。

第四章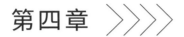

下半生的最佳回春時刻
——就在踏入男性更年期
危機的第一步

由2006年台灣男性醫學會的調查顯示，成年男性有1/4（26％）約170萬人面臨性福的危機。其中3％（約20萬）男性已達到勃起功能「障礙」的階段（Gr1-2蒟蒻、剝皮香蕉），對於已達到勃起功能障礙階段的相關的治療建議，已經在第三章陳述。

　　針對23％（約150萬）處於勃起功能「危機」的男性朋友（微軟、Microsoft、Gr3、帶皮香蕉）應該要積極面對性福危機，重新審視身體現階段的健康型態，積極矯正危險因素。調整健康的習慣及觀念，安排屬於個人的客製化醫療計畫，可以有很大的機會，重拾性福並且是具有品質的幸福人生（健康+性福）。

　　在本章第四章，讓我們一起來研究造成老化的因素之一「男性荷爾蒙的衰退以及在衰退初期產生的初老症狀」，而此時是下半身最佳的回春時刻，把握好黃金關鍵時機，重新掌握自信、健康及性福。

男性更年期是初老症狀的警訊

　　在一次演講前有位聽眾大哥說，常聽人說「睪固酮」但他卻一直「搞不懂」「它」對男性健康的作用，

缺乏會有什麼影響？謝謝他的提問，我相信有許多的男性朋友應該都有相同疑問？

我喜歡用蒸氣火車來比喻男性荷爾蒙「睪固酮」的角色。蒸汽火車燃燒著煤炭，經由高壓的水蒸氣來推動了引擎，產生了動力。冒著白煙的蒸汽火車發出嗚嗚的聲音，冒出一整串白煙在山谷中奔馳，是一般人親身經驗，或是從電影來的印象如《哈利波特》電影中霍格華茲魔法學校的學生專車。

每天蒸氣火車執行任務回到保養廠，在夜裡會進行例行清洗、保養、補充足夠的水及煤炭，當然管理單位也會依每天工作負荷來預備隔日煤炭的準備量。所以在早上出發時，所有的煤炭在最佳充足狀態，火車充滿朝氣發出嗚嗚聲，離開保養廠，直到完成新的一天工作，才會再回到保養廠，進行日復一日的循環。所以，若整個行車計劃出了問題，例如：煤炭準備不足、使用效率不佳、負荷重超過預期、火車機能退化造成無效的耗能率增加……等，皆會影響到火車白天的正常運作、速度及效能。

若將上述場景，套用在男性精氣神的「睪固酮」，經過一天的疲勞，晚上回到家「睪固酮」量降到低點，所以精神活力皆較差。晚上深層睡眠時，管理中心大

腦，就會依照身體生理的需求，外在工作壓力的負荷，提出適當的需求告知睪丸和腎上腺產生足量的「睪固酮」。所以在早上出門時整個儲備量達到高點，因此早上會感到精神奕奕，充滿朝氣。深夜除了產生明天該有的「睪固酮」之外同時也會進行修復、保養的工作。因此夜間勃起反應提供陰莖充血的機制，便是讓陰莖海綿體有最佳的膨脹訓練，讓海綿體組織功能維持在最佳狀態。上帝創造人體，實在是十分奧妙，想想看夜間勃起約4到6次訓練，若是在日間的話，應該會造成男性朋友白天活動的大困擾。所以精妙且貼心的設計安排，讓男性朋友在晚上就能好好的休息，得到修復、保養、補充能源以及自動的訓練真是太神奇了。

　　所以若火車的煤炭不足，無法供應足夠的動力，來應付載重之所需，這台火車的效能必定降低，且動力不足也易造成零件機器的耗損提高，勢必致使火車使用的妥善率、可用年限大大地降低。

　　而相同的若男性荷爾蒙因為多種因素，尤其是老化，而使得每日產生的量不足或是無法因時制宜的增量，可想而知的造成男性健康出現許多問題，而一開始初期症狀，就是男性更年期常見的症狀。

總言之，男性更年期所引起的症狀，主要是因「睪固酮」不足引起，事實上也代表了身體對你的健康提出早期警示。

　　美國聖路易大學的約翰・莫利博士所設計的「睪固酮低下症自我檢測問卷」，提供自我檢測是否有睪固酮不足的情形，總共有10題問題，請根據最近一個月內是否有發生問卷內所提到的狀況來回答，此為診斷男性更年期需的第一階段。如果第1題或第7題的回答為「是」，或任3題的回答為「是」，可能就有睪固酮低下的情形，建議可至醫療院所做第二階段的檢查，以確立診斷。十大症狀評量表如下，你自己評估看有幾項呢？

男性荷爾蒙低下自我評估量表		
1. 您是否有性慾（性衝動）降低的現象？	□是	□否
2. 您是否覺得比較沒有元氣（活力）？	□是	□否
3. 您是否有體力變差或耐受力下降的現象？	□是	□否
4. 您的身高是否有變矮？	□是	□否
5. 您是否覺得生活變得比較沒樂趣？	□是	□否
6. 您是否覺得悲傷或沮喪？	□是	□否
7. 您的勃起功能是否較不堅挺？	□是	□否
8. 您是否覺得運動能力變差？	□是	□否
9. 您是否在晚餐後會打瞌睡？	□是	□否
10. 您是否有工作表現不佳的現象？	□是	□否

男性更年期男性荷爾蒙的調整策略

當男性更年期症狀出現，經過抽血檢測確認男性荷爾蒙「睪固酮」不足，該如何進行男性荷爾蒙的「調整」？為什麼我用「調整」而不是用「補充」呢？因為我覺得「調整」兩個字更能代表「個人化的精神」，目前在臨床實務上，有多種男性荷爾蒙不足的治療準則，我個人採取的方式：主要是依患者本身的需求。而如何去判定需求？則會依照抽血檢驗的結果，再加上個人的特殊狀況進行綜合性的評量規劃。常見個人的特殊狀況有日常生活的情況、工作壓力的程度、是否有足夠的休息時間、睡眠情形、工作是否有跨國的時差問題、年紀、是否有從事特殊的活動和對性的需求頻率……等。

譬如睪固酮低於300-350mg/dl合併更年期症狀，需要進行男性荷爾蒙的調整是目前一般的共識。若此患者年齡已經在70-80歲，且日常活動為一般耗體力不多的活動，則會建議採取較緩和型的調整。例如營養的調整、運動型態的評估，降低肌少症的風險，同時給予屬於低強度的荷爾蒙治療，例如：經鼻黏膜或皮膚吸收的男性荷爾蒙合成產品，患者通常需半年至1年慢慢去調整生

活型態，也慢慢補足他所需要的「睪固酮」。

　　但若對於較年輕的男性朋友40-50歲正處於事業衝刺，工作家庭兩頭燒的階段我會提供的個人化建議，則會偏向於比較積極的方式，希望快速讓相關症狀緩和，同時也要提升體能、整體身心靈平衡且放鬆壓力，打破更年期障礙的惡性循環，期待身體內在的男性荷爾蒙調控機能能被重新啟動，所以在計畫中會額外把長效型的注射針劑納入考量。

　　在男性荷爾蒙調整時，密切追蹤症狀的改善程度，以及相關檢驗數值的變化，是相當重要的。人體男性荷爾蒙是屬於日泌型，且有高低的變化，並會依內外在環境所需而有自動調控的能力。所以要切記，千萬不要過度的補充外在睪固酮，而造成身體失去自行生產、調控的能力，有時甚至會造成睪丸萎縮。當然任何荷爾蒙合成劑的補充，皆需要事先全面性的審視及定期的追蹤。

　　同時在男性荷爾蒙調整規劃前，須確認患者的PSA（攝護腺專一抗原）、血容比，因為若PSA異常有攝護腺癌的潛在風險者，不適合補充睪固酮。睪固酮有促使紅血球生成的功能，所以血容比太高者，若過度補充怕造成血液太濃稠，影響微循環，會有血管栓塞的風險。

所以在開始補充後，除了定期監測睪固酮之外，血容比和PSA也是要定期監測的。另外除了荷爾蒙製劑補充之外，補充促進睪固酮的上游原物料營養素，如DHEA（也是俗稱的抗壓力素，可減少身體的發炎反應）在臨床實務上也是有助益的。同時規劃適當的核心體能訓練，和可紓解日常生活及工作壓力的活動，皆是男性更年期障礙調整計畫中的重要一環。

找到幸福＝性福＋健康——越早實踐是初老預防策略和預防保健的真理

如何持續的享有幸福呢？

維持良好的健康及滿意的性生活是不二法門。所以當初老症狀開始出現的時候，就代表身體在向主人提出警訊，須針對內在環境好好的檢測一圈。但是男性朋友往往因為工作繁忙、家庭事業壓力或者害怕面對，而刻意或無意地去選擇忽視或說服自己，這一切都是自然的現象，或者自行購買補充品。而最終該面對的時刻還是會到來，直到病情加重才不得已前往門診求助。

例如因為急性尿滯留，膀胱漲到受不了了只好到

急診求助，插了導尿管才解決了內急的問題。到了門診詢問患者，之前排尿情況，通常病患都會說排尿情況還好，但是在仔細確認和得到家屬的回饋，就會發現事實與認知有很大的差異。排尿情形有狀況已經好幾年了，但聽人說吃藥可能有副作用，會越吃劑量越重，所以就一直忍著這樣不良的排尿品質，直到急性尿滯留發生，膀胱感覺要爆開來，卻又解不出來，只好求助於急診。這種病患病識感低的情況，我會直接明白告訴他，這樣忍耐其實會讓問題更加嚴重，因為攝護腺肥大產生的症狀不去處理，讓排尿無法順暢排出，結果會造成膀胱每次排尿時得過度出力，且排不乾淨；又造成膀胱無法休息，長期下來會造成膀胱無力及過動的問題。若當膀胱出了問題，才不得已去處理攝護腺肥大的狀況，最終的結果通常不佳，因為已經從小問題變成影響器官功能的大問題了。

而在男性勃起功能也是有同樣的情況，當微軟Microsoft情況開始出現，代表身體的血管、新陳代謝、荷爾蒙、海綿體彈性或心理層面，已經有了問題，這時若忽視它代表的警訊，勢必會持續惡化讓病程持續進行。

若此時採取積極態度面對它、了解它、矯正它，保養治療，在整個病理變化尚在初期，調整環境後，身體本身有很大的機會去自動修復，且恢復功能。但等到病理變化進展至嚴重程度，自身的修復機制通常難以使其大幅度復原。

　　所以針對疾病，大家都認同早期發現、早期診斷、早期治療，效果最好。同樣的針對進入亞健康階段，如「初老症狀」、「男性更年期症狀」、「勃起功能危機」、「攝護腺肥大」、「下泌尿道系統症候群」……等，早期介入修正身體微環境，可以透過分子矯正觀念、營養學、適當使用藥物、增加身體核心肌力、經由美容及頭皮保健育髮，而增強對外媚力提升自信心……等。提供適合的環境讓身體自我修復能力提升，除了延遲老化的進展，其實有很大的機會提升身體的自我調整能力，而有機會得到修復。所以認知何時是「關鍵時刻」是非常重要的。越早啟動且實踐保養、保健，是初老預防和預防保健的真理之一，也是找到幸福=性福+健康，維持良好的健康及滿意的性生活是不二法門。

第五章 >>>>

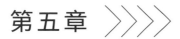

找回青春小鳥的攻略——
給我下半身，圓你下半生

在此章節，讓幸福醫師分享以多年臨床實務的經驗，建議進入初老階段，微軟的男性朋友，實務上找回青春小鳥、找回性福的攻略，尤其「融合醫療」的概念，更是以人為中心的思考來出發，期待建立好的身體環境，讓青春小鳥重新歸來。

微軟Micro-Soft，是吹起青春小鳥即將離去的第一個號角

現代科技可以經由電子系統自我檢測機器動靜態的情況，若有問題便會即時出現警訊，有些系統甚至可自我解決問題或提出如何修復的建議。這些裝置小至隨身攜帶的手機，大至汽車、飛機……等。例如飛機駕駛艙中有上百個儀表板，隨時在提供飛行員了解飛機的運作情況，同時有許許多多的警示系統可即時提醒飛行駕駛、維修人員第一時間去發現可能的危險，並適時去修正。如此嚴謹的設計，都是要確保飛行器處於最佳狀態，每一個環節也都是為確保飛行的安全，因為這可是攸關人的性命。

而人的身體比飛機更加精密，身體透過自我檢測的

機制，持續不間斷的在進行「修復」、「再生」、「代謝」、「排除」的循環，以維持身體生理系統正常的運作。但如果身體環境出了問題，使得修復再生機制無法完整發揮，就會開始產生顯微的病變，若無即時修正慢慢就會進展到可觀察的病理變化，這就是疾病的狀態。若是影響到全身，便會形成所謂的系統性疾病，例如：糖尿病變、心血管疾病、代謝症候群……等。所以「防微杜漸」一直是預防保健醫學的重要觀念。

　　身體的警示系統何時出現？我們面對警訊該怎麼處置？如何讓乳酪理論（Swiss cheese Model）實踐在我們的健康管理中？乳酪理論是形容意外事件能夠被發生，只是湊巧同時穿過每一道防護措施的漏洞。換言之，增加防護的監督措施（乳酪層數）及減少疏忽（孔洞）的發生，就能提高意外被阻擋下來的機會，事實上只要有一步確實做對了，把危險阻擋下來悲劇便不會發生。

　　所以若能及時發現身體內在防護系統所提出的健康警示，及時將危險因子擋下、修正，就可以遠離疾病。而初老症狀中的勃起功能危機，便是男性健康非常重要的一個警示燈。

　　在2003年國際知名期刊歐洲泌尿雜誌（European

Urology 2003;44:352-4）揭露勃起功能障礙是代表血管亞健康變化的第一個徵候，如同冰山的山頂上的冰帽。因為陰莖血管動脈在人體動脈是屬於小血管（1-2mm），而心臟冠狀動脈（3-4mm）、頸動脈（5-7mm）、大腿動脈（6-8mm），血管產生病理變化通常是全身性的，所以越小的血管越容易受到明顯的影響，而較早期就產生所支配器官功能受損的症狀。

當已經有潛在的未爆彈存在，若未及時拆彈，勢必未來某時刻就會引爆，而形成重大的健康危機，例如：心肌梗塞、腦中風……等。因此當陰莖動脈因為各種不同的危險因素，而開始造成它的病變，就會影響到性衝動刺激時動脈無法適時擴張，因此就無法使大量動脈血液灌注進海綿體。所以在初期便出現勃起硬度微軟的情形（約歸類於Gr3，帶皮香蕉）。這就是身體在提出警告了，也吹起青春小鳥可能準備離去的第一聲號角。若忽視這個亮起來的警示黃燈，不去探究原因且修正它們，安全的危機就會出現在不久的將來，健康也將亮起紅燈。

把握黃金關鍵時刻，打斷惡性循環（陽偉→微軟→微勃→不舉→陽萎）

　　前面內容有提到從2006年台灣男性醫學會，針對成年人勃起硬度的調查報告，可獲知23％（約150萬人）男性處於微軟硬度（Gr3，帶皮香蕉）。針對這個族群的男性朋友再進一步採取「性功能評量表」評估，結果發現其中有91.5萬男性已經處於勃起功能障礙的情況了。而更令人驚訝的是這91.5萬男性朋友中，有高達89％（82萬）人並未察覺自己有勃起功能障礙問題，因為沒有病識感，當然也沒有去尋找專業醫師協助。因而斷送了在黃金關鍵時刻介入，失去打斷惡性循環的大好時機。

　　為什麼在本書中我一直要強調且傳達──「微軟」時是介入勃起功能障礙問題，和評估男性健康的黃金關鍵時刻呢？在上一章中我們有提到，血管變化是屬於全身性的，陰莖動脈屬於管徑較小的動脈。所以血管阻塞產生的影響初期就容易於勃起功能表現中呈現出來。此時若未能適時矯正，就更容易產生嚴重的症狀及病程的持續發展。在一連串的惡性循環下，勃起硬度由陽偉

→微軟→微勃→不舉，最後「無望再舉（陽萎）」，往（房）事只能回味了。同時身體其他器官也會因為血管問題未被解決，而持續的產生病變，將來必會依序出現影響身體的健康狀態。倘若當發現初期變化，如微軟徵候時就能積極去了解、介入，如同乳酪理論所提示的，有很大機會打斷進入惡性進展的宿命歷程，由微軟重回堅挺的小黃瓜。

因此「在意」或是「不在意」身體顯示出的警訊，其結果是完全不同的。「在意」則青春小鳥就有機會能再度回來；「不在意」則可能如青春舞曲歌詞唱的「美麗小鳥一去無影蹤，我的青春小鳥一樣不回來，我的青春小鳥一樣不回來……」

採用融合醫療的概念建立個人化的回春計劃（三階段：短、中、長期）

當了解初期症狀如微軟（Gr3，帶皮香蕉）是身體所發出的警示黃燈，此時就是該修正身體的黃金關鍵時刻。那麼該如何去進行改善健康的計劃呢？在此處我特別要提出「融合醫療的概念」，運用此概念去規劃適

合個人的「客製化回春計畫」。在說明什麼是「融合治療」前，我再重提「身體花園理論」。如同前面章節提到若將人的身體比喻為一個花園，當花園某一區花草出現問題，應該全面性的去審視整個花園的環境及設施是否完善。例如水是否充足、水的排泄灌溉是否完善、土壤的鬆弛度、養分是否足夠⋯⋯等，如此才能將潛在的問題一一發現之，並予以修正、調整。因為花草的耐受性較差，會先表現出問題，若此時未全面性的審視所有危險因子，將來有可能強壯的樹木都會受到影響。

所以「融合醫療」的主要精髓便是結合藥物的快速療效、分子矯正醫學的營養即時補充、功能醫學和能量醫學的微環境訊息監測與校正、中西醫理論合併的預防保健，甚至運動美容醫學與育髮學增進個人整體媚力進而增加自信心⋯⋯等。融合醫療就個人的亞健康狀況規劃，主要先追求無傷害，接著能有效，期待能復原並且符合生理、病理機制理論的個人化方案。

那麼男性該如何去進行促進健康且強化性功能的計劃呢？接下來以實務上的例子來說明。如何將「融合醫療理論」用在勃起硬度微軟的男性。

當然第一步驟，須先了解病史、理學檢查、生化血

液檢驗及相關必要檢查，如超音波、尿流速……等。在治療規劃上可設立短、中、長期目標，有3個不同的重點：

1.短期目標

　　所謂用進廢退，別因為一時的勃起問題，對性失去信心，若不處理，可能演變成長久的問題。所以先要使能輕鬆的做愛做的事，建立自信心，盡快打斷惡性循環。此階段可透過藥物（如口服壯陽藥）、行為治療來增加陰莖血管及海綿體的效能，藉此輔助性功能，在短期間便能達到足以輕鬆完成性行為的硬度（Gr4，小黃瓜）。

2.中期目標

　　改善身體環境，身體和心理狀態調整。

　　當男性整體健康狀態不佳，若只針對局部治療，亦即只使用口服壯陽藥輔助性器官，通常效果慢慢地會產生減弱的情況。它的原因我們在前面多處的章節有提到，目前口服壯陽藥是無法完全治癒勃起功能障礙。如果想恢復良好的性功能，應該針對全身健康狀況做調

整，譬如治療身體原有的慢性病，並保持良好生活作息。

此外依分子矯正醫學做適當營養補充，建立良好的身體環境，如抗氧化的碧容健、維他命E、蕃茄紅素、南瓜籽、維他命D、維他命C、DHEA、消化酵素、益生菌……等。此時也可以同時利用「功能醫學」血液生化檢查，去選擇適當相對應功能性的產品，改善身體的微環境。

心理狀態方面，當男性發現自己房事表現不佳，可能對性失去信心，進而排斥性行為；但是性器官不使用，久而久之後，功能將退化得更嚴重。所以除了給予口服壯陽藥之外，性伴侶的態度及支持是非常重要的。另外此時能量醫學也是一種選擇。藉由以能量磁場、頻率為理論基準的儀器，來監測人體的微環境是否在一個合適合宜的狀態，尤其對於心理層面、精神壓力的探討。若環境已有偏差可藉由儀器的回饋機制和花精、精油……等來協助身體進行調整。

3.長期

再生修復。當能做時，把握當下，勇敢面對問題，

試著解決問題，有時可以達到意想不到的效果。近10年低能量陰莖體外震波的再生醫療，可以經由修復和再生陰莖海綿體跟血管，而進一步提升性功能。這項治療方式，比較難立即看到效果，因為陰莖海綿體與血管的修復和再生，就像蓋新大樓般，是需要時間去建構成的；但若願意耐心治療，有機會恢復長遠的成效。

綜言之，融合醫療針對身體先表現出的問題警訊如勃起硬度微軟，在規劃功能改善計畫時，採全面性的審視所有危險因子，並且採取類似雞尾酒療法的策略，提供較全面化的功能改善計畫，同時期待矯正亞健康的態樣。另外有關低能量陰莖體外震波的再生醫療、分子營養矯正醫學、功能醫學和能量醫學⋯⋯等將於後面的章節再予以進一步的簡介。

低能量陰莖震波治療啟動陰莖血管、海綿體組織再生修復的大門

2010年知名國際期刊歐洲泌尿醫學雜誌（European Urology 2010；58：243-248），刊登一篇來自以色列專家的研究文章，使得勃起功能障礙的治療，繼1998年威

而鋼之後，再次帶入了另一個新世代「再生修復」。

　　「低能量陰莖震波」透過精密的設計，經由低能量震波，創造身體組織極顯微的創傷，因而啟動身體自動修復再生。其原本設計是用於心臟肌肉的血管新生，後來運用到陰莖海綿體上，發現也可以使陰莖勃起組織內血管擴張、加強一氧化氮（NO）合成的活性、神經再生、組織修復、抗發炎和產生新的血管；因此能大大的幫助勃起時血流的灌注量，使勃起時的硬度達到改善。

　　2017年知名國際期刊性醫學雜誌（Sexual Medicine 2017; 14：27-35）綜整七篇主要的國際性人體試驗臨床研究，由國際勃起功能評量表統計結果，發現低能量陰莖震波可以有效顯著的改善男性的勃起功能。

　　因為低能量陰莖震波主要效果，除了陰莖海綿體組織修復、再生之外，最重要的是血管的新生。所以特別需要專業又有經驗的醫師來縝密規劃適合的療程時間、震波頻率及最佳方位，使血管慢慢生長，就如同蓋房子一樣需要一定的時間才能完成好的建築物。所以當再生和新生的組織完成生長後，其勃起功能的改善效果可達到1年以上甚至更久，也可以增加口服壯陽藥的效果；有些男性患者甚至有機會脫離口服壯陽藥，再次隨心所

欲、雄壯威武、堅持到底……。

能量醫學、功能醫學和營養素在男性健康保健的運用

「分子營養矯正醫學」針對身體生理運作的機制，藉由適當適量的營養補充，提供對身體微環境及體內循環的幫助。可降低自由基對組織的傷害，增加陰莖神經、血管內膜一氧化氮（NO）的產生。例如：南瓜籽、番茄紅素、大豆異黃酮……等，對攝護腺的微環境調整有所助益。另外來自法國南邊海岸，全球獨家專利的松樹皮——碧容健，被證實除了抗氧化中和自由基外，亦可使血管內膜細胞產生的一氧化氮（NO）增加。當然常見的營養素如鋅、硒、維生素D、維生素A、鈣、Q10、DHEA、消化酵素、益生菌、魚油……等，在實務上也越來越被推薦使用，來改善身體各處的微環境，對於男性健康也著實有所助益。當身體環境往好、正常的方向走去，必會阻斷壞的病理變化，阻斷病程的進展。

「功能醫學」也是越來越被運用在臨床上，經由詳

細的血液生化檢查，可以了解架構出身體各種不同功能部位其新陳代謝狀況。因為新陳代謝途徑掌管了細胞的營養、特殊功能的運作、代謝排泄及整體不同器官的功能與運作狀況，所以可以藉由功能醫學的檢驗結果，去選擇適當相對應功能性的產品。

「能量醫學」是另一類的醫學模式，也是一種新選擇。以能量、磁場和頻率做為理論基準的監測儀器，藉由花精、經脈、脈輪、電阻和頻率來監測人體的微環境是否在一個合適合宜的狀態。若環境已有偏差，亦可藉由儀器的回饋機制、花精和精油來協助身體進行調整。這些主要來自歐洲的另一類醫療理論，這幾年在台灣也逐漸被重視及採用。從我個人的觀察和經驗，其中有些理論基礎與中醫的理論有異曲同工之妙。例如：伏耳電針、Mora、Oberon、遠紅外線運用、MET……等，大部分皆有多年的臨床實證及大數據作為其理論的支持。若由安全性來著眼，能量醫學通常是屬無侵入性的措施，所以在安全上的疑慮是相對低的。

50歲後美好性生活關鍵在「身體的底」！醫師：3個好習慣增加性活力

（改編《50+生活百科電子報》，原文刊登於2020/07/31 https://50plus.cwgv.com.tw/articles/18935）

50歲後，性生活如何保持活力？從全身健康著手，而非只著重於提升局部功能是關鍵！這個階段，慢性病如糖尿病、高血壓容易找上門，進而引起男性的性功能障礙。先改善全身健康，更有機會維持性功能。

50歲後，如何充分享受性生活？先解決更年期引起的問題，可能是最實際的辦法。畢竟，這個階段，兩性都可能因為更年期，在性事上產生不協調的情況。

男性更年期後性行為的挑戰：睪固酮減少、慢性

50歲過後，男性可能正面臨體內的男性荷爾蒙「睪固酮」減少，引起性欲降低或性功能障礙。此外也是各種慢性病逐漸找上門的時候。若過去不懂得照顧身體，比如飲食不節制、疏於運動，使得糖尿病、高血壓、心

臟病來報到，也可能使男性力不從心。

什麼才算性功能障礙？3個指標幫男性自我評估

想解決男性的性功能障礙，通常需要更多努力。因為要男性承認自己「有問題」，進而尋求協助，就需要先克服自尊這一關。

客觀而言，出現哪些症狀，才算性功能障礙，建議就醫？3個判斷原則：

1.夜間、晨間勃起的反應和頻率降低

以前可能是天天勃起，後來越來越少，甚至完全沒有。

2.勃起的硬度變差了

在診間泌尿科醫師通常會將勃起硬度分成4級，並提供一個模型，請患者摸索之後自我評估。這4個等級，從最差到最好，分別是：蒟蒻、剝皮香蕉、帶皮香蕉、小黃瓜。

20-30歲左右的男性，勃起硬度出問題，多半是突然從小黃瓜變成蒟蒻，這通常是心理因素造成的。

相對於此，50歲後的男性，勃起硬度出問題，比較常見的情況是逐漸退化，比如先從小黃瓜變帶皮香蕉，再慢慢退化成剝皮香蕉，這通常是生理因素造成的。

3.不容易維持勃起硬度

不容易維持勃起硬度，也是性功能退化的訊號之一。比如以前硬度可以維持5-10分鐘，但現在只要稍微分心，或者換一個姿勢，陰莖就軟掉了。

在症狀發生初期，如果能積極面對，立刻尋求專業醫師協助，治療效果通常會最好。但受制於相對保守的文化影響，在台灣，患者通常會拖到「末期」，比如硬度退化到蒟蒻，才抱著不得不來的心態上門求診。而即使患者好不容易鼓起勇氣就醫，通常心理壓力也很大，擔心傳出去沒面子。畢竟，因為性功能障礙上醫院求診，彷彿承認自己不行，未免有失男性尊嚴。

事實上，會到泌尿科掛號的人，除了性功能障礙，也可能是其他問題，比如攝護腺肥大。因此無論一個人到泌尿科就醫，或是請伴侶陪同，都大可不必有心理負擔。

更重要的是，性表現不佳，問題不一定出在性器

官，也可能是身體其他地方生病，只是以性功能障礙來表現。

慢性病如糖尿病、高血壓，以及甲狀腺功能亢進或低下、身體長腫瘤造成泌乳激素過高，或是服用某些藥物，如抗憂鬱劑，都可能引起性功能障礙。

50後想保有滿意的性生活，注意身體健康3件事

無論男女，平時若能注意以下3件事，將有助於維持良好的性生活：

1.保持良好的生活習慣

一般而言，男性較常見、也較容易影響性功能的2個生活習慣，分別是抽菸和飲酒過度。50歲時，許多人可能還在拚工作，為了應酬，難免多喝幾杯酒；如果毫無節制，將導致勃起功能障礙。至於抽菸，對性功能的負面影響更為長遠。例如一位有菸癮的男性，即使已戒菸10年，仍可能出現性功能障礙。原因是，抽菸會影響全身健康，而相較於身體其他部位，陰莖的血管比較少，所以當它受到損害時，傷害將更嚴重，也更難復原。

2.避開高風險因子與肥胖

高風險因子如塑化劑可能導致男性體內累積過多女性荷爾蒙，同時使得男性荷爾蒙睪固酮降低。此外肥胖也會讓男性體內的女性荷爾蒙增加，睪固酮減少。這也解釋了為什麼部分肥胖的男性，整個人看起來會細皮嫩肉的關係。

3.盡可能維持適當的性生活頻率

無論幾歲只要你覺得身體狀態不錯，伴侶也有性慾望，盡可能維持性生活，也是維持性健康的重要方式。當然，若近期曾因某些疾病就醫，比如心臟病發作，醫師叮嚀最近不宜有性行為，則另當別論。

男人進入初老階段慢性疾病和性功能的關係

（原文刊登於2018年4月第九卷「幸福＝性福＋健康」，台灣男性學醫學會雜誌）

隨著老年化的問題逐漸呈現，許多相關的問題漸

漸地被重視。根據聯合國的統計，人類的老年化快速地成長，尤其在已開發中國家更為明顯。例如在82%的歐洲國家的老人化成長，將會是其他開發中國家的兩倍以上。當這些老化產生以後，大部分的老年人所關心的問題，主要在於個人的人際關係、健康狀態，以及性生活的情況。

性生活是人類生活中一個基本的部分，對男生來說性能力也是代表健康的一個象徵。一個健康的性生活可以改善個人的生活品質，同時也可以促進與配偶之間的關係。所以當性生活出現問題的時候，會引起與性伴侶關係間的緊張，而且也會讓人喪失了信心、自信，甚至引起憂鬱。或許因為害羞或是不正確的衛教觀念，許多人無法自在地去尋求專業醫師的診治，而造成了情況更加的嚴重，特別是男人在進入老年（大於60歲）更容易面臨此困境。又因為大部分男性天生就認為性能力是代表著一個男性的表徵，代表了優越感；所以當出現問題時，就會造成老年男性煩惱及壓力的來源。

解決此困境，最好的方法就是要相信自己，了解自然老化的問題，並且了解當進入老年以後持續性生活的重要性；同時去建立一個讓你覺得舒服的兩性關係，尋

求有效的治療方式。

在老年化的過程中，最常見的問題就是慢性疾病的發展。而這些慢性疾病是會影響到性生活的滿意度。

第一個談到是心臟血管的疾病、高血壓冠狀動脈疾病，或是心臟的衰竭，常常會增加性功能障礙的發生率。目前也視勃起功能障礙為心臟血管疾病的一個早期徵象。

第二個是糖尿病，糖尿病會引起代謝症候群，例如男性荷爾蒙的不足，並且引起泌乳激素的提升，而造成了性慾的減低。在60歲的糖尿病患者有50%的人會有勃起功能障礙，所以在針對這個族群的患者進行醫療規劃時，需要做全面的考量。

第三個問題是泌尿系統的疾病，慢性攝護腺發炎是第二個最常見引起早洩問題的原因。間質性膀胱炎也會影響到女性在性生活方面的滿意度。另外洗腎的患者也常會有性功能的障礙和荷爾蒙上的失調。

第四個為感染性的腸胃道疾病IBD（Inflammatory bowel disease），勃起功能障礙所引起的心理壓力，如害怕、擔心、憂鬱這些問題都會加重IBD的產生。

另外一個最常見的老化疾病為慢性呼吸道阻塞疾病

（COPD）。這種患者有呼吸上的問題，因為同時也會有男性荷爾蒙不足及勃起功能的障礙，而影響到患者在性慾上的表現。所以當在進行醫療計畫的時候，要特別注意患者是否合併有勃起功能障礙的問題，因為通常這些問題常常被醫師忽略。

所以當我們在進行慢性疾病及性功能障礙評估時，需要特別考慮到2點：

第一點是人類的性生活是一個複雜的，而且有多方面的面相，通常包含了生理、心理及社會文化的種種因素。

第二點是慢性疾病不只是因為生理的症狀，通常也會因病程發展造成了心理上的壓力。

所以在評估這些問題的時候，需要同時進行多方位的考量。另外因為慢性疾病有時病程的發展是比較緩慢的，在計畫規範的時候更需要依照患者的狀態去進行醫療計畫規劃，同時也要把上述的各種因素，生理、心理、社會文化的因素一起放入考量。並且要得到性伴侶的全力支持，讓患者能完全了解自己的狀態，經過個人化的醫療計劃後，能重拾自己的信心，解決憂慮。在性生活方面能維持、改善品質，因此來也可以改善生活的

品質。

　　所以對於面臨老年化的社會，我們在評估慢性患者的時候，除了評估他的慢性疾病情況之外，也需要合併了解他的性功能障礙的問題，而進行全方位考量。因為有很多的事情需要考慮且執行的，因此需要一個專業的團隊一起來進行。從病患的生理、心理層面，以及兩性之間的關係及社會文化的期待，去進行評估，提供患者一個最好的預防、保護及治療的計畫。（Reference：Merghati-Khoei E[1], Pirak A[2], Yazdkhasti M[3], Rezasoltani P[4] Sexuality and elderly with chronic diseases：A review of the existing literature. J Res Med Sci. 2016 Dec 26）

新冠病毒（Covid-19）對泌尿系統目前已知可能的影響──頻尿及勃起功能

（原文刊登於20210525健康醫療網，https://www.healthnews.com.tw/news/article/50193）

　　新冠病毒在2019年底開始至現在2021年仍在全球各地廣泛的流行，新冠型病毒對肺部的影響是眾所皆知

的，那對於其他的器官是否有所影響呢？

　　在2021年5月國際期刊World J Men's Health發表由美國邁阿密大學米勒學院（University of Miami Miller School of Medicine）拉馬薩米（Ranjith Ramasamy）副教授主導完成的研究。這份報告主要研究新冠肺炎是否會造成肺臟與腎臟以外的器官系統，出現「內皮細胞功能異常」（endothelial dysfunction）的狀況。所謂的「內皮細胞功能異常」會導致血管出現收縮收窄，最終引發不同的血管問題。

　　根據這篇的研究顯示，新冠病毒可能會持續寄宿存在於男性生殖器陰莖海綿體的組織內，因此可能會對陰莖海綿體的血管及海綿體的內皮細胞組織產生傷害，而影響到勃起功能。這研究是針對四位因為嚴重的勃起功能障礙需要進行人工陰莖的患者，開刀後就其海綿體組織進行研究。其中有兩位患者在手術前半年曾經被確診是新冠肺炎，但目前已經症狀痊癒，另外兩位是未曾有新冠病毒感染史。研究報告發現在這兩位曾經確診新冠病毒病患的陰莖海綿體組織內，可以發現到有新冠病毒存留在陰莖海綿體組織內皮細胞裡面。因為根據其他的研究知道新冠病毒會造成內皮細胞的傷害，所以可以

合理推測這些病毒對男性陰莖的海綿體組織可能造成傷害，而影響到勃起功能。當然這個發現還需要再作進一步大規模的研究來確定。

另外近來有許多文章（如Int J Clin Pract. 2021;75:e14110由土耳其醫師發表）提到新冠病毒感染的男性患者，可能會出現類似攝護腺肥大所引起的下泌尿道症狀，例如排尿不順、疼痛、頻尿、急尿……等。尤其在年紀大於50歲的男性患者更明顯。但造成的真正原因，目前尚未清楚，還需等未來的大規模的研究才會知道。

如果男性朋友在以前沒有下泌尿道的症狀，最近突然產生或是近來下泌尿道的症狀變為比較嚴重，又合併有其他的感冒症狀，可能就要考慮是不是新冠病毒感染的初期徵兆……。

第六章 >>>>

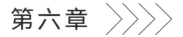

總有一天等到你——攝護腺
牽動男人特有的排尿困擾

攝護腺是男性特有的解剖結構，攝護腺腺體組成尿道的一部分，從膀胱下來就是攝護腺。年齡越大攝護腺肥大產生的問題隨之而起，基本上每個男人都會要面對，只是開始發生症狀的時間早晚問題。所以這就是「總有一天會等到你」這句話總是被泌尿科醫師提起的原由。

　　攝護腺癌發生的原因及部位，雖然有別於攝護腺肥大，但是年齡越大發生的機率越高，並且常常是兩者疾病同時存在。所以在臨床實務上醫師會同時進行相關的評估。

　　近年來年輕男性族群面臨令人有口難言的慢性骨盆疼痛症候群，此問題發生的原因除了生理解剖之外，也被認為和現代化生活習性及壓力有所相關。

　　男性朋友的小弟弟除了傳宗接代勃起功能之外，還有一個非常重要的排尿功能。所以此章節將針對男性健康中和攝護腺有很大的相關性的排尿功能進行討論，若此功能出了問題會對日常的生活品質產生很大的影響。

關於男性攝護腺肥大，你知多少？

（2021年5月改編自原文刊登於2017年11月2日國家網路醫藥KingNet.com.tw）

攝護腺肥大（事實上是腺體細胞增生）的真正機轉目前尚未完全清楚，但隨著男性年齡增加，男性荷爾蒙變化會引起攝護腺腺體的增生。而當增生的腺體逐漸壓迫到尿道管徑造成阻塞時，便會開始導致排尿不順暢。而隨著腺體的增生，排尿不順的症狀會逐漸加重，甚至最後影響到生活品質、膀胱功能及腎功能等。通常40歲左右，攝護腺腺體就開始會有增生的現象；50-60歲就會開始出現攝護腺肥大的症狀；70-80歲的長者，約有50％以上，會有明顯的攝護腺肥大問題。

臨床上膀胱出口被增生的攝護腺阻塞了排尿的水道，所以排尿時膀胱就需要更加出力，等待排尿開始的時間拉長，同時因為尿流速度變慢而不易排空。反而讓膀胱的餘尿量增加，使得膀胱無法完全排空。因而無法讓膀胱肌肉獲得可完全休息的時間，最後就造成了膀胱過動。所以攝護腺肥大會因著阻塞的程度不同，產生解

尿頻率增加（頻尿）、急尿、漏尿、要花比較長的時間解尿、排尿力道不足、尿速變慢、尿柱變細、解尿不乾淨、排空不易而使餘尿增加、半夜起床解尿（夜尿），尿完想再尿的殘尿感，甚至滴到褲子等多樣化症狀。若是嚴重阻塞，則會囊括所有症狀包含阻塞及刺激的症狀。若是發現有上述的症狀，建議盡快找專業泌尿科醫師協助，早期治療除了改善生活品質之外，最主要在保護膀胱的功能。想一想便可以了解，當攝護腺肥大阻塞排尿路徑，膀胱就得過度做工來克服阻塞，長期下來當然會使膀胱功能變差。若拖到症狀很嚴重的時候才治療攝護腺肥大阻塞，這時候無論開刀或用藥效果一定比較差，因為膀胱的肌肉已經無力收縮了。所以早期診療和保養攝護腺肥大的問題是很重要的。

臨床上常使用IPSS（國際攝護腺症狀評分量表）進行攝護腺肥大引起的下泌尿道症狀評估，用來了解一下男性病患有沒有攝護腺肥大方面的問題。醫師也會依照患者的排尿情況，安排肛門指診、尿流速檢測、尿路動力學檢查、攝護腺超音波、膀胱餘尿測量、攝護腺專一抗原（PSA）的檢驗，甚至進行膀胱鏡檢查。

治療方式可依照攝護腺肥大評量表（IPSS）的分數

進行評估，總分0-7分屬輕度等級，建議病患先以調整生活型態，例如：睡前不喝水、晚飯後水分攝取應減少、避免或少量喝茶及咖啡；同時可以攝取植物種子（如南瓜籽、蕃茄紅素、鋸棕櫚Saw Palmetto……等）萃取物來改善症狀。總分8-19分中度，醫師將給予藥物進行治療，降低攝護腺腺體的壓力，使之排尿容易；或是給予抗男性荷爾蒙轉化的藥物，長期使用半年以上，可使攝護腺縮小的比率為20%。總分20分以上屬於重度，服用藥物後若改善有限，甚至當出現重覆泌尿道感染、腎臟積水、血尿、膀胱結石等問題，則需考慮以手術治療。過去傳統的手術方式是以電刀切除組織，可能會合併較多出血的問題。新型態的手術方式，是以雷射進行組織汽化切除，有較高的安全性與止血性。另外醫師也會評估患者膀胱刺激的症狀，例如頻尿、急尿的症狀，而給予促進膀胱肌肉收縮或抑制膀胱肌肉收縮的藥物。

這幾年除了新型手術的進步之外，在口服藥物也有新的發展，發現口服壯陽藥也可使膀胱攝護腺的排尿有所改善。所謂的一兼二顧，服用低劑量的犀利士可以改善攝護腺肥大的排尿情況，也可以對勃起功能有所保護及改善。

國際攝護腺症狀評分表
International Prostate Symptom Score（IPSS）

	完全沒有	五次內不到一次	不超過一半	大約一半	超過一半次數	總是如此	症狀的評分
在過去一個月內，您是否有小便解不乾淨的感覺？	0	1	2	3	4	5	
在過去一個月內，您是否不到兩小時還要再去小便一次？	0	1	2	3	4	5	
在過去一個月內，您是否有小便斷斷續續的現象？	0	1	2	3	4	5	
在過去一個月內，您是否憋不住尿的感覺（尿急就憋不住）	0	1	2	3	4	5	
在過去一個月內，您是否有小便無力的感覺？	0	1	2	3	4	5	
在過去一個月內，您是否有需要用力才能解出小便？	0	1	2	3	4	5	
在過去一個月內，晚上睡覺時您一般需要起床小便幾次？	0	1	2	3	4	5	
在過去一個月內，晚上睡覺時您一般需要起床小便幾次？	0	1	2	3	4	5	
加總上述 7 題的分數	總分						
0-7 分為輕度 8-19 分為中度 20 分以上為重度							

有口難言的慢性骨盆疼痛症候群

這些年來，有些年輕男性會出現類似攝護腺肥大排尿不順的症狀，且合併會陰、骨盆、睪丸或鼠蹊部位的疼痛。通常好發於年輕男性，尤其長期保持某個姿勢如喜愛騎單車、坐著打電動、打電腦，導致會陰部受到壓迫，而造成血液循環不良。目前將之歸列於攝護腺肥大之外的疾病，統稱為慢性骨盆腔疼痛症候群（chronic pelvic pain syndrome, CPPS）。

CPPS常好發於20-50歲的男性，在以往當男性出現泌尿道症狀或會陰部疼痛時，通常會認為是因年紀老化的「攝護腺肥大」所引發的，但「慢性骨盆疼痛症候群」發生的年齡層相對低。患者常常會主訴會陰部隱隱作痛，大多是在久坐後出現會陰處隱隱作痛，接著出現排尿不順，合併會陰、骨盆、睪丸或鼠蹊部位的疼痛甚至是射精後疼痛加劇，而且有時會疼痛難挨，嚴重影響到日常生活才前來門診求診。我曾經有位年輕患者，甚至因此有將近5年無法出外工作，只能靠家人資助。

根據歐洲泌尿科醫學會的定義，慢性骨盆腔疼痛症候群（chronic pelvic pain syndrome, CPPS）是持續六個月在男女性骨盆相關的結構中，感到慢性或持續性疼痛且影響到日常的作息。在過往男性慢性骨盆腔疼痛常常被認為是因慢性攝護腺發炎所導致，但近年來發現，常常不是單一原因或單一疾病所造成的。精神壓力、內分泌失調、攝護腺慢性發炎，以及骨盆底肌肉神經骨骼系統……等皆有相關。

「症狀」是診斷的主要依據，但是先必須排除其他可能的相關骨盆腔的疾病，例如骨盆構造異常、下泌

尿道疾病、感染或是腫瘤壓迫……等。病史詢問是最重要的，同時基本理學合併神經學的檢查，或是其他侵入性檢查是很重要，主要目的在於排除其他症狀相似的疾病。

因為致病機制尚未明確，臨床治療上常需要合併多方面的介入，例如融合由藥物治療（減少攝護腺腺體壓力、肌肉鬆弛劑、神經鎮痛藥物、抗鬱劑、抗生素等）、物理治療（骨盆底肌肉運動、電刺激及生理回饋、溫水坐浴、針灸及適度運動等），以及心理支持從多方面著手。另外少憋尿，不吃刺激性食物（咖啡、菸、酒），規律作息，充分睡眠是最佳預防之道。

而這幾年最新的低能量體外震波治療（low-intensity extracorporeal shockwave therapy，簡稱LI-ESWT）是一種非侵入性的治療方式，利用低能量震波刺激欲治療的部位，藉由血管新生及抗發炎的特色機轉，也成為男性慢性骨盆腔疼痛症候群的新治療方式。經治療後約78%的病患可有效緩解疼痛症狀。而治療後的臨床評估也是必須的，可以繼續幫助調整臨床治療的方向，達到有效控制病況的目的。

☑ 幸福醫師莊豐賓醫師叮嚀

　　從事騎單車、坐著打電動、打電腦、會議、辦公等這些活動，應每半小時起來活動，轉換一下姿勢，以避免導致會陰部長期受到壓迫，而造成血液循環不良。根據統計，20 歲以上的男人罹患慢性骨盆腔疼痛症候群的盛行率約有 5-8%，這表示台灣地區估計有 20 萬以上的男性有此困擾，因此慢性骨盆腔疼痛症候群的問題對健康造成的影響不容忽視。

男人的隱形殺手攝護腺癌

　　根據民國107年國民健康署癌症登記報告，攝護腺癌（Prostate cancer, Pca）在十大常見癌症發生率中排名第4，一年有超過6,600台灣男性確診罹患。在逐漸走入老年化的台灣，癌症的發生漸漸升高，若比較前一年新增個案數攝護腺癌則高居第二（新增人數比前一

年多778人），僅次於肺癌（新增人數比前一年多1,063人）。

攝護腺癌是男性常見的癌症之一，其發生的原因，除了年齡之外，目前認為跟種族、基因遺傳，以及飲食習性有所相關。譬如說家族史中，若父執輩和兄弟們曾有罹患攝護腺癌的病史，那其他的男性家人發生攝護腺癌機率就會比一般人來的高。另外，攝取油炸高脂肪的食物習性，也被認為與攝護腺癌的發生有所關聯；在種族方面在西方發生率比東方來得高。但這幾年台灣飲食習慣已經西化，可觀察到攝護腺癌發生率也逐漸的提升中。

男性罹患攝護腺癌的風險隨年紀增加，而攝護腺癌初期症狀通常不明顯容易被忽略。所以有些案例確診時可能已經合併骨轉移屬於第四期，治療的結果比早期者的結果相對來得相差很多。隨著診斷工具的進步，及早期的健康篩檢，越來越多的案例在早期便被診斷出攝護腺癌。

臨床期別第一、二期，腫瘤仍侷限於攝護腺腺體中，通常是因為PSA異常或是肛門指診異常，而經由攝護腺切片確診，另外是因為攝護腺肥大在進行攝護腺刮

除術後的病理檢驗報告而確診。這個階段攝護腺全切除術是標準的治療方式之一；另外依患者的身體健康狀態和意願，也可以採取放射治療、冷凍治療，海福刀（高能聚焦超音波）……等。第一、二期接受積極治療，有80%-85%的機會能夠根治，不會因為攝護腺癌而奪去性命。另一方面若是切片病理報告顯示屬於低度或中度風險攝護腺癌，或病患預期生命少於10-15年者，由於癌症進程較慢，醫師會建議觀察療法採取積極監控並長期追蹤，等到腫瘤開始進展或惡化再行治療，通常9成以上患者死因為其他疾病。

臨床期別第三期，此時腫瘤已侵犯到攝護腺周圍組織，包括尿道、膀胱口或儲精囊附近，可能出現血尿、頻尿或小便困難等症狀；如果侵犯到直腸，就可能有類似直腸癌、排便習慣改變的症狀。如果沒有接受治療，可能僅存5-8年的壽命。此時的主要治療方式會依患者的年齡、健康狀態、侵犯到攝護腺體外圍的情況來做決定。情況佳者可以建議手術加上術後的放射線治療和荷爾蒙阻斷治療；情況不佳者則比照第四期患者採取全面性的男性荷爾蒙阻斷治療。

臨床期別第四期，此時癌細胞已侵犯出攝護腺體，

而遠端轉移至其他器官，最常見是骨頭的侵犯，約占80%-90%，尤其是脊椎，明顯出現骨頭疼痛、容易骨折等症狀，也可能轉移至肝、肺、腦等。若未接受治療，壽命最多可能只剩3-5年。此時標準治療會採取全面性的男性荷爾蒙阻斷治療，通常單獨使用男性荷爾蒙阻斷治療僅能壓制癌細胞，無法根治。有些患者可合併放射鐳的治療降低脊椎轉移的併發症。在荷爾蒙療法失去抗癌性後，開始實施化學藥物治療，攝護腺癌的化療相對其他疾病而言更加單純，僅有一兩種藥物注射為主。若化療失敗則會進行第二線的標靶治療方式。近年有許多新一代荷爾蒙藥物的發明，例如阿比特龍（Abiraterone）、安可坦（Enzalutamide）等，給晚期攝護腺癌患者更多生機，不僅能延長壽命，也能提高生活品質。

☑ 幸福醫師莊醫師的叮嚀

攝護腺癌的發生原因目前尚未完全明瞭，已知可能的原因包括老化、種族、飲食及環境和遺傳。早期的攝護腺癌通常沒有什麼特別症狀。可

能會因為攝護腺肥大的下泌尿道症狀而就醫。當攝護腺癌侵犯至儲精囊，會出現帶血的精液或射精疼痛。若攝護腺癌轉移至骨骼，會引起骨骼疼痛、病理性骨折，甚至壓迫脊椎而產生下肢癱瘓等神經方面的症狀。目前早期攝護腺癌的治療效果很好，所以早期診斷是非常重要的一環。

若是有攝護腺癌家族史者，男性 40 歲以上就建議每年定期追蹤 PSA，一般男性 50 歲以上就建議每年定期進行 PSA 追蹤，肛門指診也是一個重要的篩選方式。若肛門指診或是 PSA 異常，則應該進行經直腸攝護腺切片來確診及排除其他相關急症。治療方式則依不同期別而有建議的標準治療方式。攝護腺癌比較其他的癌症，如肝癌、肺癌……等尚屬於病程進展比較緩和的癌症。所以積極的治療，對於患者的生命及生活品質是會有很大的幫助的，所以要積極的去面對和解決。平常保健可以服用南瓜籽、蕃茄紅素（記得蕃茄要炒過或蒸煮過的效果佳）……等，改變生活飲食習性，定期癌症篩檢，預防勝於治療。

第七章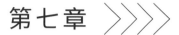

莊醫師的幸福診療室
——二十個男人的故事，
二十道陰影

男人與性的距離——硬不硬有關係

　　男女情投意合，身體散發出性荷爾蒙（費洛蒙），經由身體、視覺、嗅覺、觸覺纏綿交錯，刺激男性大腦啟動勃起機制，就好像飛機駕駛Pilot按下飛機引擎的啟動鈕，按下後便預期動力全開全力衝刺，一飛沖天。若是飛機動力不足，可預期飛不起來了。所以當大腦性衝動的訊息，經由脊椎神經、陰部神經傳達至陰部血管和海綿體，使其血管灌注增加，海綿體放鬆囤積大量血液。因為陰莖海綿體內壓增加，白膜包圍在外，最後把靜脈壓扁阻斷靜脈回流，這時只剩動脈血液進入了，直到陰莖海綿體的內部壓力大於身體的收縮血壓，血液就不再灌注進入陰莖海綿體內，這時就達到完全勃起（full erection，第四級：小黃瓜）。上述的流程，環環相扣，若任何一環節出了狀況，或是品質不佳，就會影響到男性勃起硬度的品質。

　　臨床上，若上述流程出了問題，可把它簡單分為三類型，心因性、器質性、混合性（心因+器質）。心因性主要是大腦的啟動出了問題，就像飛機的啟動鈕出了狀況，而無法使動力產生。器質性就是排除大腦啟動

問題後其餘的步驟，例如神經傳導接收、血管彈性、血流灌注、海綿體彈性不足，無法囤積血液，白膜彈性不足，造成無法阻斷靜脈回流，使血液囤積在海綿體內，或白膜硬化造成陰莖彎曲、皮洛氏症候群……等。器質性通常會造成硬度不足，不易維持；混合性則為心因加上器質的問題。通常過了青年期，男性的勃起硬度不足，主要是由混合性引起的（80%），單純心因性主要發生在年輕人（想也是，經驗不足容易緊張，但是機器是新的喔）。

接下來，我們來看看在診療室中，因硬度產生困擾的四個男人的故事。

大一男生日月潭的那一夜（心因性）

大一男走進診間時，我第一眼的印象是，啊，高中生吧？個子不高有張娃娃臉。這個男生將來說不定會比自己預料的更受女生歡迎喔，我是這麼想的。

大一男坐下來，不管我問什麼，都有點心不在焉的樣子，不斷跳針似回答：「喔，沒有，那邊沒有怎樣。」最後我放棄了繞圈子聊天，直接請教：「所以今天來看我，是為了什麼呢？」

他下定決心似地大大吸了口氣，然後開始說起一個不算短的故事。

好不容易考上第一志願的大學，擺脫和尚高中的平淡生活，大一男參加迎新舞會時，努力克服害羞找班上女生聊天，但頻率一直沒合上那樣，並沒有找到任何可以順暢繼續進行的對象。就在他想乾脆回宿舍吃泡麵打電動算了時，有人拍拍他的肩膀問：「聽說你是我的直屬學弟？」

轉身一看，正確地說應該是往下看，發現拍他肩膀的是個十分嬌小的女孩，但擁有一張化著精緻妝容的美豔臉孔，笑起來時玫瑰般閃亮的嘴唇完全占據了他的心靈。

大一男與學姐交往十分順利，雖然他什麼都不懂，但個子小小的學姐卻什麼都懂，帶領著他一步步從牽手進展到親吻、擁抱，讓他有一種自己的人生突然開了外掛的感覺。只不過，在這樣的直達車上，他一直懷抱著小小心事：「到那個重要時刻，我真的可以嗎？」

那個重要時刻終於降臨，寒假的某一天學姐說自己表哥在日月潭開民宿，問他要不要去玩，他當然二話不說答應了，收拾好簡單行李後，他騎車到離學校很遠的

便利商店，買了一盒保險套。

　　他的性知識都是從A片得來，不知道學姐的反應會不會真的像影片中女主角那樣，更無法想像自己可以像男主角一般勇猛。而當那個夢想以久的MOMENT出現，他覺得一切都到位，氣氛營造得剛剛好時，卻發現有個重要的關鍵點沒有READY。

　　「你的意思是，無法勃起？」我問。男生鏡片後的眼睛如同受傷小動物般絕望，他點點頭：「之後又試了好多次，還換地方，都不行……。」旅行結束後他甚至想過休學，要逃回家不再面對這一切。

　　「其實你這樣很正常啊。」我鼓勵地看著他：「至少你知道要先來看醫生，而不是真的選擇逃避。相信我，像你這樣第一次不順利的男性很多很多，但真的有勇氣來請醫生幫忙解決問題的，並沒有那麼多喔。你已經踏出了成功的第一步！」

　　男生臉上這時終於出現一絲生機，他動動身體把背挺起來。

　　等做過一些必要的檢查，確認這只是心理障礙造成的性功能障礙後，我告訴他：「我會先給你低劑量、長效型的藥物，你要按照我的處方充滿信心地服用喔。」

幾個禮拜後，大一男再出現時，已經恢復成一個活潑開朗的大學生模樣。他抑制不住開心地說：「很順利，很順利。」

這類型患者，多是心理影響了生理，有經驗的泌尿科醫生會給予藥物讓他們先克服勃起障礙，等到確實有了成功的經驗後，那些心情上的烏雲自然一掃而空，身心皆順，男性的春天自然到來。

日劇《月薪嬌妻》的日文原名是「逃避雖可恥但有用」，但在性功能障礙問題上，請大家還是不要逃避，好好找醫生商量才會真的有用啊。

☑ 幸福醫師莊豐賓醫師的叮嚀

1. 純心因性的勃起功能障礙，常發生於年輕男性，尤其是性行為初體驗階段，因經驗不足或是緊張而造成不好的經驗。

2. 若是與性伴侶相處關係造成的，則對於不同性伴侶，或是自慰可能會有截然不同的反應。例如：和剛分手上任女友沒有問題，但是面對新

交的女朋友卻不舉。

3. 晨勃和自慰會表現正常。

4. 建立自信心，是最重要的處置目標。

這位先生，你累了嗎（心因性＋器質性）

患者進來時，我覺得他長得很像電視裡的蠻牛先生，沒想到他的故事，更讓我聯想起廣告中那位苦命的先生。

一開始先是說其實他沒怎樣，也沒什麼不舒服，之前剛做過健檢，除了有點脂肪肝外，沒什麼紅字。接著他打聽了一下台灣男性攝護腺有問題的比率，我回答：「攝護腺肥大會隨著年齡增長而增加，但產生臨床症狀的時間則因人而異。」他抬高眉毛不以為然反駁：「你確定嗎？這是什麼時候的統計？」

經過一番迂迴，他終於開口說了此行的目的：「醫師，我應該不會陽萎吧，我還年輕，表現一直滿好，以前老婆也都這樣說，只是最近軟……。」

蠻先生（我且以這個稱呼代表他）30出頭歲，結婚3年，與太太兩人都在工作，兩人生活最大的目標就是

趕快存錢買個自己的窩。前陣子終於付了頭期款訂下在台北市郊的房子，趁著一個夫妻倆都放假的日子，請搬家公司一口氣將家具全都搬進新家內。

「搬家累死人，不光是搬那天累，之前新家的裝潢、舊家的打包、買這個買那個，很多事要處理，還要上班，算起來已經一、兩個月沒有好好休息。」患者陳述。

然而就在好不容易大致處理好的新居落成第一天晚上，原本對於房事不很主動的妻子突然一反常態，主動要求，「她說這麼多年的夢想居然實現了，要好好慶祝。」男人無奈地笑了：「我很高興啊，受寵若驚耶，可是很奇怪，那天不管怎樣都沒辦法，以前從來沒有過這樣，我老婆說沒關係，但我覺得她其實覺得有關係。」

懷抱著不安的心情睡去，第二天晚上他決心要展現雄風，一洗昨晚屈辱，卻再度失敗，更令他擔心的是，連續好多天都是同樣情況，拖了一個多月他終於下定決心求醫：「我太太是很溫柔啦，也沒說什麼，我也不敢跟她討論。醫生，我應該只是太累，不會一輩子都這樣對不對？」

蠻先生看起來十分憂慮，一副承受重大壓力的樣子，模樣令人不忍。

我先詢問他是否仍有晨間勃起，透過他的回答，判斷患者的症狀僅有20%是器質性問題，其他80%則是心理上的不安造成。

於是決定，要打破他這「一試再試三試四試皆不成功」的循環魔咒，得先使用長效型藥物，暫時以藥物的力量讓他感受到重振雄風的信心，之後輔以持續的心理建設。一旦惡性循環不再，心情開朗，兩者相輔相成，蠻先生自然可以像廣告中得救的角色那樣，再度成為動力十足的勇猛男性。

經過一段時間的治療，成效相當不錯，每次回診他都滿面春風，告訴我生活一切回到正常軌道，有了房子後，現在他們開始討論要生小孩的事了。

所以各位蠻先生們，你累了嗎？如果出現問題，千萬不要關在家中憂慮，有許多優秀的泌尿科醫生正等著為您排憂解難、找回春天。

☑ 幸福醫師莊豐賓醫師的叮嚀

1. 混和性的勃起功能障礙，在 30 歲過後男性占了很大部分的比率，可由病史詢問判斷出。

2. 患者平常表現正常，但是會因工作壓力、夫妻爭執、身體過度疲憊，而發生突發性的不舉情形。

3. 通常會因為過度焦慮、緊張（使交感神經興奮），而造成不舉情形持續。

4. 產生惡性循環：

壓力 → 不舉 → 更大壓力 → 更加不舉 → 失去自信（表現不佳）→ 厭惡性行為 → 處置原則需快速打破惡性循環，重拾自信心。

亦須同時近一步檢查身體健康的潛在危險因素，並予以矯正。

帥氣醫師的初老（器質性初期）

這個案例主人翁是我的好朋友，在一家大型教學

醫院裡擔任醫師，平常看診忙碌加上我們不在同一處工作，算算畢業以來除了同學會短暫見過幾次，已經很多年不像以前還在學校時可以花很多時間打屁聊天，因此那天收到他的LINE訊息，非常開心。

「同學，可以講一下電話嗎？」訊息上這樣寫著。

即使再忙，也一定有空跟老同學講電話的啊，馬上拿起手機撥給他。

「大雄，」我叫他以前的綽號：「是要找我喝酒還是找我治病啊？」

因為我選的專業，同學們當年都開玩笑要先跟我常喝酒建立良好關係，以便日後之需。

「哎，現在你就是我的哆啦A夢啦，對了，為什麼現在卡通把小叮噹改成哆啦A夢了，但大雄還是叫大雄啊？」

「我們是醫生，不是漫畫家，名字這種事交給漫畫家煩惱就好，如果大雄生病了才是我們要管的。」

「好吧，哆啦A夢，我現在真的有事要拜託您管啦。」

大雄口氣憂慮地聊起近況，他最近晚上至少要起床小便一次，而且感覺自己「小弟弟」表現不如從前，甚

至可以說是每況愈下。聽到這關鍵的情況，馬上切入主題直接詢問他：勃起時的硬度、是否仍有晨間勃起、性欲望及其他排尿狀況。初步了解後，建議大雄到門診接受診療。

約好的那天，大雄準時出現在我的診間，過去的帥氣依舊，只是多了種長年從事醫療工作造成的疲憊神情。他陳述這半年來，除了排尿的異常情況外，勃起時的硬度也從過去的「小黃瓜」變成「帶皮香蕉」，以至於和妻子行房時心裡開始有壓力。

曾經自行服用低劑量壯陽藥，效果不錯，但如果不吃就沒辦法達到滿意的硬度，越來越高的用藥頻率讓他擔心將來必須長期依賴。

我為大雄排了一系列的檢查，結果顯示他的荷爾蒙正常，血糖在標準範圍內，但是血壓及血管硬化因子比較高，評估起來應該是初期初老症狀。決定給予「雞尾酒式」治療法，採用融合式醫療的短中長期三步驟原理，給予藥物、低能量陰莖震波、分子矯正營養素調整；並建立患者信心，而他自己也盡量去排除會引起他心血管問題的因素。

經過半年的努力，大雄告訴我，他又能再度體會無

負擔的「性」福人生：「真的是有年紀了，我現在終於懂得幸福是建立在健康之上的。」

男性進入中年後，逐漸會發現一些「初老」症狀，例如夜尿、頻尿、尿速變慢、晨勃變少甚至沒有、床第表現無法隨心所欲等等，這些代表身體已經開始老化，其中最重要的原因來自於攝護腺腫大及心血管阻塞變得嚴重。陰莖海綿體動脈管徑相對較細，一旦出現前述兩種問題，就容易早期表現出症狀，例如硬度變差；以及代謝症候群症狀，如血糖增加、高血壓等。

因為男人對於自己小弟弟的表現最瞭然於心，所以一開始覺得自己不如以往時，就應該要有警覺了。因為這是身體開始走下坡的早期警訊，男性朋友要審慎面對這些徵兆，在這個階段還有很大機會可以找回原有的健康。

所以當你的「晨間勃起」不再出現，就代表著應該要開始注意自己的身體了。聽哆啦A夢莊醫師的話，幸福是建立在好的健康及滿意的性生活之上啊！

如果蘿絲太晚出現（器質性初期）

　　傑克25歲那年曾遇見一個女孩，是個年輕漂亮熱情
如火的拉丁姑娘，他們在某場聚會中一見鍾情。那時傑
克剛從研究所畢業，在汽車大廠當業務，事業與愛情的
同時起步讓他有點應付不過來。

　　拉丁姑娘那時還在大學念書，一頭如雲黑髮的她擁
有不少仰慕者，但選擇了給人感覺勤懇踏實的傑克，曾
說過：「不知道為什麼，跟你在一起就很有安全感，像
小時候被爸爸扛在肩膀上。」一下課就窩在傑克在這大

城市一角租來的地下室小小房間，乖乖等待男人回家。

常常傑克半夜打開門，就看見女友縮在沙發上睡著，像一身發亮黑毛的美麗波斯貓。他以為兩人會這樣平靜美好地走下去，總有一天他會賺大錢，買個大房子裝他心愛的波斯貓，並為她舉行盛大的婚禮。

然而隨著傑克被公司重用的程度，出差的時候越來越多，女孩漸漸不耐煩日復一日的守候，終於在一次長達一個月的業務旅行之後，他回到家，那裡已經完全沒有了女孩的痕跡。

傑克從來沒告訴任何人這件事，那是他的初戀，他更加投入工作以求忘卻內心那個大洞傳來的寒意。幸好事業沒有背叛他，從大公司出來他自己開了間汽車內裝用品公司，營運得超乎預期，接單量大，很快在業界站穩並發展成為中型規模事業體，合作的多是國際知名汽車公司。

只是到了40歲，感情世界仍舊一片空白，每次有人問或是想幫他介紹，他都開玩笑說：「既然我叫傑克，當然得等我的蘿絲出現啊。」說完還是感覺心裡揪了一下。

身為汽車業界知名的黃金單身漢，每天會接觸到不

少女性，其中有幾位他也不是沒有動過心，但總是陰錯陽差的沒能成事。直到一次在國際貿易會場上，他見到珍妮，才久違地感覺自己的心臟又開始跳動，暖和的血液充滿全身。這個美麗活潑的華裔女孩擁有堪比陽光的笑容，傑克腦中汽車顯示屏似地走過幾個字：「蘿絲，我等到妳了。」

兩人快速墜入愛河，並以閃電速度進展到親密接觸。然而當傑克終於要15年來第一次開機時，卻瞬間發現，自己當機了。面對珍妮年輕性感的身軀，情感接收器大大甦醒的他，小弟弟卻沒有同步醒來。

嘗試了幾晚都沒有成功，傑克看來不在意地開自己玩笑：「這幾年工作太忙關機太久，忘了要常常暖機保養。」嘴上說得輕鬆，內心卻忍不住擔憂：「難道我再也無法擁有春天了嗎？」

經過共同朋友的介紹，傑克來到我的診間。仔細聽完他的故事，我深入詢問他晨勃的情況、獨處時性反應程度、是否有高血壓糖尿病等問題。傑克表示這2年晨勃較不頻繁，因無心男女之情，儘量將時間以工作填滿，有時朋友傳成人片給他，看了之後自覺小弟弟仍維持不錯戰力。

「不過這15年來我的確完完全全沒有過性行為，」傑克說：「因此跟珍妮在一起後，老實說有過擔心，怕自己臨場反應不好。誰知那夢寐以求的時刻來臨，我真的不行，莊醫師，我會不會真的以後就完蛋了？像人家說的只剩一張嘴唬掠掠？」

　　幸好珍妮雖然年輕，卻是個心態成熟、知識豐富的女孩，她主動勸說傑克尋求醫學的幫助。讓傑克下定決心，拋掉不必要的顧忌，以開放的態度與我合作。

　　在完成詳細的理學、血液、生化檢查後，確定傑克是因為長期沒有性行為，加上忙於工作疏於保養，等到突然要上陣使用，又操之過急造成過度壓力，所造成的暫時性「用進廢退」症狀。

　　我先給予傑克信心建立，設定重新開機的暖機計畫，以再生醫學的低能量陰莖震波為基底和抗氧化營養品，並搭配低劑量藥物的使用。三個月後，傑克回診時滿面春風：「莊醫師，我認真實踐復健計畫和服用藥物一個月後，就完全恢復正常。現在的我是想開機就開機，想關機就關機，可以說是隨心所欲啊！」他哈哈大笑地補充：「當然還是要時不時暖機一下，以維持戰力。」

看著傑克開心離去的背影，不禁想起以前在基層部隊服務時，每天得跑步五千公尺的好處。身體戰力要靠長久且每天至少最低運動量來維持的，否則突然要打仗時可能跑不動只能坐以待斃。

車子若長期未開，也是要定期暖發車及保養。

男人性功能的維持，又何嘗不是如此呢？

☑ **幸福醫師莊豐賓醫師叮嚀**

1. 適當頻率的安全愉悅性生活，可以促進性伴侶間親密的幸福感。

2. 無論正式的性活動、夜間勃起、晨勃和自慰皆可提供陰莖海綿體大量血液，降低纖維化的機會。若無固定性伴侶者，平常適當的自己保養是很重要的喔！

3. 頻率參考，可參考 99 乘法表

$9 \times 2 = 18$　20 來歲者每一週八次

（約每天）

$9 \times 3 = 27$　30 來歲者每二週七次

（約隔天）

9×4 ＝ 36　40 來歲者每三週六次

（約一週兩次）

9×5 ＝ 45　50 來歲者每四週五次

（約一週一次心有餘力時可加碼）

9×6 ＝ 54　60 來歲者每五週四次

（約一週一次心有餘而力不足時可減碼）

9×7 ＝ 63　70 來歲者每六週三次

（約二週一次）

9×8 ＝ 72　80 來歲者每七週二次

（約每月一次）

能屈能伸的大丈夫——神奇的白膜

　　在大腦啟動勃起機制後，大量的血液經由擴張的動脈灌注進入放鬆的陰莖海綿體中，而白膜也順勢延展膨脹，直到白膜最大容量達到後，外在的白膜和內含充血的海綿體形成高的內壓，此壓力足以將靜脈壓扁，形成靜脈回流的阻塞。此時進入陰莖海綿體的血液只進不

出，最後內壓高於身體的收縮壓力，把整個白膜撐到最大容量，達成完全的勃起狀態（硬梆梆，如小黃瓜）。若用汽車輪胎來比喻，當內胎充滿高壓空氣時，外胎就會膨脹呈現堅硬情況。

若白膜受傷時，則無法提供足夠的壓迫來完全阻隔靜脈回流，所以陰莖海綿體中的血液會持續慢慢的流出。所以陰莖會持續保持充血，但卻總是無法達到完全堅硬，就像有破洞的水球，要維持飽滿是有困難的。

所以白膜的損傷無論是急性或慢性，最常發生症狀會是可以充血膨脹（因為血管海綿體是好的），但是無法達到完全膨脹（硬梆梆）。

而先天的白膜異常，主要是因白膜雙側的彈性或膨脹特性未能協調，所以在充血勃起過程中未能同時延伸，在最終達到完全勃起時，可以見到陰莖呈現彎曲的情況。

後天慢性的異常，除了會造成勃起無法達到完全堅硬之外，也會因為纖維疤痕，而造成陰莖勃起彎曲。

接下來，我們來看看在莊醫師幸福診療室中，因白膜異常產生困擾的四個男人的故事。

阿魯巴男孩──陰莖靜脈漏血

「Tackle！Tackle！Tackle！」雄壯的狂吼聲像海浪般一波波湧上球場，阿強眼睛被汗水漬得什麼都看不見，只能憑模糊的視線和敏銳的直覺嗅出球的位置，衝上去擒抱對方球員，全身承受著來自四面八方的痛擊，突然間，球就在他手上了。

「Goal！」就算場邊的同伴們不喊，他自己也在心裡大叫著：「Goal！Goal！阿強衝啊！只剩幾秒鐘，一定要衝過去！小鈴有來看比賽啊啊啊～！」他使盡吃奶的勁奮力一撲，裁判哨音還沒吹響前，就聽到大家歡欣鼓舞的聲浪：「TRY了TRY了！得分！比賽結束！」然後迅速被興奮擠過來的隊員壓倒在地。

他們系上就靠著他這球贏得冠軍，頒獎完大夥扛著他跟獎盃遊行球場，接著猛搖啤酒互噴，喝到盡興處，有人提議：「阿強太屌了！這樣不行，一定要阿魯巴慶祝一下！」話音剛落他已被人高抬雙臂雙腿，兩腳開開地朝最近的樹撞去，本來有些微醺的他還來不及反應，就被下半身傳來的劇痛震得眼冒金星。

本來想破口大罵，但一轉頭見小鈴俏生生地站在一旁，這下他只好把到嘴邊的髒話吞下，對著她勉強擠出

一絲笑來。

　　大二跟中文系的前女友分手後，人長得高帥又是橄欖球校隊主力的阿強不愁沒女生追，但他一直沒有特別喜歡的，直到遇見來宿舍福利社打工的會計系女孩小鈴，才再一次出現談戀愛的想法。

　　在一起兩個月後，兩人進展到親密行為，阿強跟前女友有過經驗，原本信心滿滿，沒想到臨到關鍵時刻阿強突然發現，自己生殖器硬度居然不比過去。他來我門診時不太好意思地表述：「一開始還有差不多帶皮香蕉的硬度，結果很快變成，變成剝皮香蕉……進不去了。我以為是太累，過兩天再邀她又試了一次，感覺是有翹起來，可是還是不夠硬……。」阿強無助地低下頭去：「不懂耶，我到底怎麼了？」

　　聽完他的話，我先確認他跟前女友是可以順利進行的，接下來得知他參加橄欖球隊已經2年，而且也有一年左右沒有性行為，半年前曾有過一次嚴重的衝撞，當時下體痛了好幾天。

　　初步擬定的治療方法：先給予心理方面的支持，讓他相信醫學的能力，讓他服用長效型壯陽藥。待下次門診，聽取阿強反應，他表示服藥之後勃起時的硬度有增

強，但無法達到以前堪稱「硬梆梆」的程度，且要進入時就慢慢軟掉。詳細問診的結果讓我高度懷疑，阿強是陰莖靜脈漏血。

陰莖靜脈漏血的原因很有可能是打球時受傷，或是阿魯巴的撞樹動作造成的。於是我安排一系列陰莖海綿體顯影劑注射動態檢查，結果證實了的確是我先前懷疑的情況，即他的生殖器硬度不夠肇因於長期或是重大外力造成的陰莖白膜損傷，使得他的陰莖海綿體充血時，無法把血液保存在腔室內，反而由靜脈滲漏，造成無法堅硬挺拔。

「阿魯巴」這種危險動作，常在校園中的男生群體中發生，許多男性確實會因此受傷，著實不可不慎。

幸好阿強的問題，在手術之後明顯獲得解決，阿強回診時心情很好，笑著說：「謝謝莊醫師，我現在終於又配叫阿『強』了！」

1. 所以男性朋友在從事會撞擊到會陰的運動（如跆拳道、橄欖球、單車等），要特別保護小弟弟，因為症狀的發生通常不會在當下，經過一段時間累積後才容易出現症狀。

2. 陰莖白膜損傷，會使得陰莖海綿體充血時，無法把血液保存在腔室內，反而由靜脈滲漏，造成無法堅硬挺拔。

3. 靜脈漏手術是目前主要的治療方式，但是復發率偏高。

圓月彎刀小丁──陰莖白膜先天性異常

「吳董，您放心，放心啦，貨一定在deadline之前送到，只會提前絕不會延後，如果延後一秒就算我的，貨款我替你出可以吧！」小丁一面講手機一面關上他高級進口車的車門，口袋裡的感應器發出質感絕佳的聲響自動遙控鎖車。

他輕輕扯一下緊緊貼住他壯實胸肌的短版西裝外套，九分長的窄管褲與名牌尖頭皮鞋間露出沒有穿襪子瘦而有力的腓骨。每天至少在健身房練兩個小時是成功業務的基本禮儀——這是小丁自創名言。自創名言是他的小小嗜好，別小看這些短短的句子，他一年替公司做幾億營業額，整個業務部可都搶著把偶像的致勝祕訣印下來貼在電腦上。

工作之餘他還有個在外走跳的名號叫「丁三點」，意思是不管在哪裡，只要被他盯上的「ㄇㄟ」，凌晨三點之前一定搞定。

外界看小丁，都覺得他就是典型高富帥，超正女朋友一個換過一個，周圍男性朋友沒有不羨慕的，但這樣的感情無法定錨狀態，只有小丁自己心裡清楚原因——小丁心裡苦，但小丁不說。

小丁一走進我的診間，就熱情地跟在場的所有人打招呼，應酬的話嘩啦啦像水龍頭一開就來。雖然平常絕口不提自己的隱疾，但做為一個天生的業務高手他很清楚來到專業醫師面前時該做的事，他毫不遲疑開口就說：「莊醫師，我小弟弟勃起沒有問題，問題在於勃起後的形狀。」

每次與新女友親熱，對方一看到他的生殖器，我引用他的話：「100個裡有101個會『哇』！因為她們看到一支巨大的『圓月彎刀』。」

　　既然小丁如此坦白，我也順著他的話問：「那麼，這刀彎的方向是『右任』還是『宗棠』？」他笑著回答：「是『中正』。」

　　由於生殖器不尋常的彎曲形狀，使得每次性行為時他的伴侶都會疼痛，而在某些體位時，連小丁自己也會感到不適而草草結束。性生活的不協調直接造成感情無法持久，以至於女友一個換過一個。

　　直到小丁遇見真真，女孩認真看待此事，不但沒有因此離他遠去，反而鼓勵應該好好面對，為了兩人共同的未來尋求醫生的專業協助。

　　我為小丁進行詳細的檢查後，確定他是先天性陰莖彎曲。一般有此問題的患者，在青春期開始晨間勃起時就會發現，但大多數人因害羞等原因拖延不願看醫生，常常在日後因自卑而影響兩性交往。

　　經過外科手術矯正，小丁的生殖器回復應有的直度，六個月後小丁回診，還帶著他的前女友──現任未婚妻一起，他笑道：「大家都笑我轉性了，怎麼願意為

了一棵樹放棄一整個森林，他們不了解，我多麼高興能得到一棵這樣直挺挺的大樹。」

我不必檢查，光從他們幸福的笑容裡，就知道小丁的手術非常成功啊。

☑ 幸福醫生莊豐賓醫師的叮嚀

1. 先天陰莖彎曲的真正原因目前仍不明，有可能是白膜雙側或背腹側膨脹伸展係數或長度不同，所以在血液完全灌注入海綿體時，而造成雙側或背腹側伸展的程度不同形成彎曲。

2. 小角度的陰莖彎曲是不需要特別的處理。

3. 大角度的陰莖彎曲，若在性行為時會產生男女雙方或單方疼痛不適時，則應矯正。

4. 大角度的陰莖彎曲雖未產生性行為時疼痛，但仍會影響到男性自尊心或自信心，甚至產生焦慮，則可考慮矯正。

5. 目前先天性陰莖彎曲主要治療方式為手術。

溫柔鄉的百轉千折──皮洛氏病

謝董在卡拉OK最喜歡點的歌是「戀曲1980」，尤其副歌時仰頭大吼「啦啦啦啦啦」時，好像能一紓胸中所有的痛快與不痛快。1980正是他剛退伍一頭扎進當時最好的進出口業、極度辛苦卻能看見一天比一天更光明未來的年代。

一開始是台灣的南來北往，舟車勞頓，再來是坐著飛機跑遍東南亞，接著放大膽前進大陸，找代工、拜訪官員跟公司，打通各種關節。那時的自己渾身是勁，不知道什麼是疲倦，不知道什麼是喝醉，不知道身邊換過多少女人。酒店小姐一字排開，他像個音樂天才雙手快速刷過琴鍵那樣地隨選隨點，「莊醫師，不是我在吹牛，我年輕的時候在溫柔鄉裡沒有遺憾啊……。」

謝董講起過往，臉上浮現滿足的笑意，如果不是看到病歷上註明的出生年月日，真的看不太出來他已經60幾歲。

坐在診間的椅子上，不像一般求診患者常會習慣性地彎腰駝背，他大剌剌地分開雙腿，背脊挺挺地靠著椅背，眼睛炯炯有神，態度霸氣，講話口吻充滿權威性的主導意圖：「莊醫師我知道你是這方面專家，所以別人

我不找就是找你，你知道的，我這不是為我自己，是為了女朋友們的幸福。」說完聲如洪鐘地大笑起來。

　　依他敘述，以前對於自己的性能力相當滿意，但最近這一年突然感覺到性刺激之後雖然仍能順利勃起，但硬度變得較差，有膨脹卻無法達到「硬梆梆」的程度。「尤其這半年，怎麼感覺越來越不好，」謝董第一次降低說話音量，湊近我說：「不好的地方是前面三分之一，會往上彎曲，看起來像什麼呢？」他手指在桌上摳摳摳地彈出聲音：「啊，就像那個有沒有，打高爾夫球的桿子那樣啦。」

　　這樣的彎曲造成性行為時會有疼痛感，而且勃起的硬度越來越軟，這對向來悠遊自在流連花叢中的他來說，造成不小的衝擊，於是毅然決然求醫，希望能重振往日雄風。

　　問診完畢後我進行理學檢查，正如心中預料的，在生殖器前三分之一處摸到一片硬塊，患者也確認勃起彎曲正是起於此處。先安排謝董做血液檢查，並請他回家拍攝勃起時陰莖彎曲狀況的照片傳送過來。

　　三天後收到照片，可以確認謝董是Peyronie's disease（皮洛氏病，以發現此疾病的法國醫生命名），

皮洛氏病的成因通常是後天性，目前認為有可能是長期慢性創傷（頻繁性行為及嘗試特殊體位）造成的白膜結疤，使得在勃起時陰莖組織伸展時卡在結疤處造成彎曲，同時結疤處也會有漏血情形，因此硬度不夠。

謝董的情形與小丁不同（第四例：圓月彎刀），小丁是先天性白膜病變，勃起時白膜無法均勻膨脹而造成變形，通常這種先天性的病變並不會影響勃起時的硬度。

目前針對這兩種不同成因的陰莖彎曲，手術治療會是主要方式。通常後天性病變者，手術過後陰莖會縮短1至2公分左右，但即使如此並不至於影響性生活品質；而先天性彎曲的患者，由於陰莖原本就比較長，手術之後反而能恢復至正常長度。不管是哪種成因，都不必過度擔心手術過後陰莖可能會縮短的問題。

套句手術後謝董說的話：「長也好，短也好，能用最好。」

A片男主角是有練過的──陰莖骨折

「你好，急診。」星期六下午，比平時更忙的醫院急診室，護理師接完消防隊員從救護車上打出的電話後

馬上撥給急診外科：「一名骨折患者即將送達，請通知值班泌尿外科醫師stand by。」

這個月剛到急診實習的實習醫師摸著他少年禿的地中海光頭，狐疑地請教主治醫師：「骨折不是要找骨科醫嗎？為何只有要泌尿科醫師待命呢？」

主治醫師同時也是他的大學長拍拍他的肩膀：「老弟啊，本來我們是不該把自己的快樂建築在別人的痛苦上的，但在這個例子上，別人的痛苦卻正好是你的幸運，希望你能好好從這case學習，未來才能幫助其他患者。」他停下來推了推眼鏡：「現在要來的可是一年出現的人數光兩隻手就可以算完的稀有病例，大名叫『陰莖骨折』，在他來之前你可以先趕快複習一下診治方法。」

他們打電話給我時，我正在宿舍整理泌尿科年會要報告的資料，總醫師報告有位年輕男性陰莖骨折確診，已經聯繫好手術室，一有空房就可以安排手術。

抵達急診在實習醫師的引導下見到患者，他年約20出頭，理著乾淨短髮，一臉尷尬滿懷憂愁，旁邊一位年輕女性正溫柔地安撫他的情緒。

實習醫師在我耳邊講述病情：「男性，24歲，無特殊病史，目前在外島服義務役，久未與女友見面，今

早返台後兩人在女友租屋處進行性行為，過程中突然感到陰莖疼痛而中斷，接著發現陰莖變形血腫嚴重，緊急前來本院急診。到院後血液生化檢查正常，理學檢查發現陰莖變形如同『天鵝頸』，並皮下血腫瘀血，初步診斷為陰莖白膜損傷合併血腫，也就是俗稱的『陰莖骨折』，手術是目前建議的標準治療方式。」

我點頭稱許他很有條理的陳述，他提到的「天鵝頸 swan neck」正是教科書中對於此項病況的標準描述。

「當時你們性行為的體位是怎樣的可以說一下嗎？當時有聽到什麼聲音？」我詢問病患。

「是……」他很不好意思：「是男下女上，算騎馬式體位吧。」回答得相當專業：「因為很久沒有在一起，怕太興奮，想說這種體位可以撐久一點。可是因為以前沒有過，我女朋友不太習慣。」

女友接在他的話後說：「其實他喊痛的時候，我有聽到一個很清脆的聲音，像是把東西很快折斷的感覺，然後他就說很痛很痛。」

「像折甘蔗嗎？」我問。

「對對對！」兩人異口同聲。

經由成功的手術修補破裂的陰莖白膜，並清除血

塊。手術結束六個月後，患者回到門診追蹤，確認勃起功能正常，他也退伍回到台灣了，只是現在他跟女友看到人家在折甘蔗總是會很有默契地相視一笑。一起經歷過意外，小情侶感情更好了。

當陰莖完全硬挺時，事實上也正是最脆弱的時刻之一，尤其在某些體位，如女上男下騎馬式或是AV中男性把女性高舉火車便當式；也有些特殊狀況像是外遇偷情突然被妻子敲門捉姦；或是情侶久未見面乾柴烈火過度激烈；也曾遇過半夜夜勃時翻身造成陰莖斷掉的……，這些情況我們常用「陰莖骨折」來統稱。

最後莊醫師想提醒各位男士，AV片中的男主角是專業人士，現實生活中大家還是要量力而為啊！

☑ **幸福醫生莊豐賓醫師的叮嚀**

1. 當陰莖完全硬挺時，事實上也正是陰莖最脆弱的時刻之一，尤其在某些特殊體位，在文中已經有提到。

2. 陰莖骨折（白膜撕裂合併血腫）是需要緊

急手術，將血腫清除乾淨後併將撕裂的白膜予以縫合，一般復原後不會影響勃起功能。但若是延遲處置的話，血腫易造成局部發炎反應，而使白膜撕裂處未來復原時造成疤痕組織，如此未來有可能影響勃起功能。

3. 最後莊醫師想提醒各位男士，AV 片中的男主角是專業人士，現實生活中大家還是要量力而為啊！

超人特攻隊及超人服

在知名的卡通電影超人特攻隊裡面，可以看到每個超人有不同的特異功能，連小朋友都有不同的特異功能。對男性來講性能力的表現就是他們追求的特異功能，而這其中陰莖的大小也一直被認為是男性雄風的重要表現。

許多男性認為生殖器的大小代表著雄性的魅力。有些男性常常為了自己的「小弟弟」是否太小而困惑著，甚至追求著各式各樣的偏方希望更加地英猛挺拔。

而包皮就像知名設計師特別為超人設計的超人服。超人穿的超人服可以隨著超人的特異功能，而配合他可做伸展、保護、防火、防刀槍的功效。我想包皮的特異性也不會輸於超人穿的超人服。

　　接下來，我們來看看在莊醫師幸福診療室中，因陰莖的大小和包皮產生困擾的二個男人的故事。

陰莖長度的迷思：隱藏性的陰莖

　　那天下午正在公園運動，突然接到電話。是小丘，一個已經認識很久的帥氣陽光男，電話那頭的他，興奮地喊著：「莊醫師，我看到你上『深夜保健室』講陰莖增大增粗的方法，非常有趣耶！我想問你啊，看看我的小弟弟有沒有機會變成大鵰？最近怎麼覺得它好像變短了……。」

　　因為是非常好的朋友，馬上請教他會來門診的時間。預定的那天，一早就看到小丘站在診間門口，依然是如此的陽光，充滿了活力，但是我發現他好像變胖了。

　　一陣寒暄問候後，直接切入重點：「莊醫師，我最近洗澡的時候，常常覺得小弟弟好像不見了，怎麼說

呢，就是非常擔心啊，連以前最喜歡的三溫暖都不敢去，總覺得大家用奇怪的眼光盯著我的下面。」

我請他進入檢查室，褪下衣服，目視即可發現，小丘這幾年增加的體重使得他下腹部有明顯的脂肪囤積，這樣看起來，他應該胖了十幾公斤之多。

「是不是真的不見了？你認為它還有出人頭地的機會嗎？」小丘擔心地問。

我請他躺平，戴上手套，將陰莖根部的腹部往上推，包埋著陰莖的脂肪全部挪開後，陰莖就完整地出現了。

「你這幾年胖不少，骨盆腔的脂肪增生把小弟弟包埋住了，所以原本的大鵰現在看起來變成小小鳥。其實不難，我相信只要努力減重就可以恢復，你不需要接受增大的手術啦，看起來你的長度跟寬度是沒有問題的。」

小丘非常開心：「齁，莊醫師，太感謝了！你真是名符其實的幸福醫師啦，聽你這樣一講整個煩惱都不見了，我一定要開始重新去健身房健身，讓我的大鵰早日重現江湖！」

小丘的困擾是這幾年最常見的「隱藏性陰莖」。

在門診常會遇到爺爺奶奶帶著寶貝金孫過來，要醫師確認金孫的小弟弟是不是太短。通常大部分是營養過剩的肥胖造成陰莖被骨盆腔的脂肪包埋，只要輕輕把根部周圍的脂肪推開，就可以讓隱藏的陰莖重現。

「所以這才是他真正的陰莖長度。」通常只要我這樣一推一說，就可以看到爺爺奶奶們豁然開朗的笑容。

☑ 幸福醫生莊豐賓醫師的叮嚀

有關男性生殖器長度的問題，一直是許多男生的迷思。不管是笑話或是很多的文章，常常在這方面討論。

就泌尿外科的觀點：如果從醫學上預防診治的目標，主要是注意有沒有先天性疾病而影響到的陰莖長度成長。例如：

• 先天性男性荷爾蒙分泌不足者，何為病理性的陰莖短小呢？

初步估計勃起之前陰莖長度小於 4 公分，或是勃起後陰莖長度小於 7 公分。

這樣的族群患者需要早期的積極治療，使得成長過程中，能夠獲得充足的荷爾蒙補充。

・有關男生在性生活中，陰莖長度的表現是否會影響伴侶雙方的滿意度？

其實這是目前一個迷思？從醫學解剖生理觀點來説，女性的陰道平均長度約在 7 到 9 公分左右。根據我在 2003 年發表的研究，台灣男性的平均勃起後陰莖長度為 13.5 公分，所以基本上是綽綽有餘的。

事實上依照臨床上的經驗，男人陰莖勃起後的粗度，會是影響到雙方性生活滿意度重要的因素，所以「硬」才是真正的王道。

無法出人頭地的困擾──包莖

常有人問我，包皮過長的原因為何？

我想起小哥費玉清講過的一個笑話：「包皮過長是因為，當初以為你的小弟弟會長這麼長，但是結果卻沒有……。」

針對包皮為什麼會過長，目前醫學上未有定論。那

包皮過長會影響到男性朋友的性生活嗎？讓我們來看大凡的故事。

大凡28歲，那天是由太太陪同進入診間。他們大部分時間旅居國外經商，每次回台一星期左右就得趕返工作地點，台商朋友們相當辛苦啊。

大凡太太屬於主導型，大凡才剛開口提到自己的問題，她馬上接話：「我來說比較快，我先生是個保守的人，常常會因為害羞說不到重點。」大凡如釋重負點頭同意，我也主隨客便，她很有條理地說下去（看得出來她是大凡生意上的好幫手）：

「我們兩個結婚前都沒有性經驗，三年前洞房花燭夜因為他硬起來會感到疼痛無法順利完成，後來經過努力有成功幾次，但是過程中他會感到疼痛，所以我們行房次數很少，平均一個月才一、兩次，而且每次都要使用潤滑液才行。他非常內向不好意思看醫師，我上網查資料覺得可能是包皮的問題。這半年來長輩一直關心我們是否做人成功，所以這次特地利用回台的時間請莊醫師幫忙。」

我認為大凡在勃起方面沒什麼問題，只是勃起時龜頭附近會有被掐住的感覺。他也提到，無法了解為什麼朋友們很喜歡吹噓性能力，由此反應可以感覺到，對他來說

勃起的不舒適感，已經造成內心的焦慮及自信心的缺乏。

在確認主要負責勃起的陰莖海綿體、血流、神經傳導沒有問題後，我請大凡進入身體檢查區，簾幕拉上後，大凡害羞地把褲子脫下來。我觀察除了包皮很明顯過長之外，其他外生殖部分沒有不正常的地方。

但當把他的包皮往陰莖根部褪下時，可以看見在陰莖遠端五分之一處，有個很明顯的環狀狹窄處，需要用特別的技巧才能通過而露出龜頭及陰莖的軀體。由此馬上可以了解為何大凡在完全勃起時會感到不舒服，甚至是疼痛，因為性刺激引發陰莖海綿體充血膨脹，狹窄處環狀緊縮變得更加嚴重。這就像唐三藏念起緊箍咒，只見可憐的齊天大聖腦袋被緊縮的金箍擠得痛到在地上打滾。所以勃起性衝動對於大凡來說，就像是三藏口中的緊箍咒，疼痛默默影響了他的身心靈，同時也阻礙夫妻間的親密度。

經過理學檢查，針對大凡的治療計劃在我腦中快速浮出。為了安撫他的不安，並建立夫妻的共識，我先清楚解釋包莖的確是造成他們夫妻性生活困難的重要原因，建議進行包皮手術來解決問題。

大凡做了包皮環切術後就回到海外駐點，過兩年我

突然收到他輾轉送來的禮物，裡面有一家三口的照片。看到大凡和太太手抱可愛的小公主，可以感受到他們的幸福，我相信他也應該開始能了解朋友們為何總是喜歡吹噓性能力了。

看到大凡終於出人頭地，並且做人成功，非常替他高興。他的生活將從此不再平凡，有女萬事足。

☑ **幸福醫師莊豐賓醫師的叮嚀**

1. 在臨床上男性的包皮若有明顯過長，要先評估是否可以輕易褪下清洗，是否有藏汙納垢？曾經有患者接受手術時，切開裡面的包皮垢已經快接近結晶了，快形成特殊品種的稀世珍寶──珍珠。是否有反覆性包皮龜頭炎？是否勃起後或性行為過程中因為箝住的效應引起疼痛？

2. 若是有上述的症狀通常建議進一步處置。

3. 小朋友或是國中以下的患者，若是無重複性難以控制的發炎情況發生，可以考慮先用低濃度的類固醇藥膏塗抹，有些人可以因此暫時解決包莖的困擾，甚至可以避免掉手術的需要。為什

麼這年紀的患者不直接建議手術（包皮環切術）呢？主要考量小朋友年紀小，採取局部麻醉的情況下進行手術，除了不容易配合之外，亦可能造成心靈層面上的陰影。所以小朋友若是真的需要進行包皮環切術，我個人還是建議採用全身性的靜脈麻醉。若是小朋友使用局部藥膏就能獲得症狀的改善，就有機會把需要執行手術的時間延後至高中以後，此時進行手術時採用局部麻醉方式，一般皆可以配合，並且思想成熟了不易產生心理陰影。

4. 成年人包莖會需要進行手術的原因，一般是像大凡一樣，因為包莖造成勃起時疼痛及性生活的品質受到影響。而老年男性長輩進行包皮手術的原因，主要有兩個：(1)糖尿病患者容易引起包皮發炎。(2)因為攝護腺肥大引起尿速變慢，而又因為包皮過長使得殘餘在過長包皮中的尿液增加，而造成身體容易有尿騷味，而影響生活品質及自信心。

5. 所以有包皮過長的男性朋友，洗澡時要記得多花點時間照顧你小弟弟的外套喔！

都是費洛蒙惹的禍——男人也有更年期

　　女性更年期的症狀比較明顯，例如：盜汗、潮紅、燥熱……等等，也比較廣泛被討論注意；至於男性更年期許多人是不知道、不了解的。

　　男性其實也有更年期！臨床上很多進入更年期的男性朋友描述，自己跟過去年輕的時候有很大的不同，精神、體力變差，也變的比較沒有衝勁。其實這些都跟男性荷爾蒙——睪固酮有關。許多人都不知道，男性也有荷爾蒙，就是睪固酮。

　　男性荷爾蒙在男性體內，不同時期會有不同的高峰期。出生前男寶寶的男性荷爾蒙會偏高一點，這是為了性別的分化；出生以後會有一段時間男生女生的性別區分不太明顯，一直到青少年期，男性荷爾蒙開始上升，第二性徵的發展逐漸明顯（例如：喉結、鬍鬚……等等）。從這個時候開始男性荷爾蒙持續上升，一直到35歲男性荷爾蒙達到最高峰。往後以2％的比率逐年下降，大約到40-50歲的時候，開始會有男性荷爾蒙不足的感覺。身材方面，中間的肌肉群因為男性荷爾蒙的不足，會出現鬆垮、鮪魚肚的現象。其他方面包括：上進心、運動力、

體力、肌力、企圖心、性慾也出現降低的現象。

男性更年期的輔助治療

　　確診後，往往許多男性會去吃坊間各式各樣的補充品，希望能藉這些補充品「以形補形」，但要小心注意這些補充品中可能會添加人工合成的荷爾蒙。

　　由於男性荷爾蒙的使用需要專業醫師的評估與監測，在使用人工合成的荷爾蒙之前，需要專業醫師先確認排除病患，是否有男性攝護腺癌的風險，這是因為男性荷爾蒙可能會促進男性攝護腺癌的惡化。男性荷爾蒙補充的多寡，是一項需要由專科醫師依據年齡、體內男性荷爾蒙的多寡等眾多因素進行衡量與控制的。過少的時候，男性的精氣神不足缺乏啟動的動力；過多的時候，又會造成暴力傾向的發生。補充劑量的拿捏，建議仍需諮詢專業醫師。

　　在飲食方面，由於許多男性更年期病患常常合併三高（高血壓、高血脂、高血糖），而高血脂病患在飲食控制上往往會刻意避開攝取油脂。而油脂又與男性荷爾蒙睪固酮的生成有關，因此均衡的飲食，不偏重或刻意減少，才是維持身體健康的不二法門。該如何面對男性更年期的到來？建議均衡的飲食、正面積極的態度，用平安喜樂的

心看待這個人生必經的過程，每一天都是充滿盼望的。

當喬治克隆尼不想飛──男性更年期

美國男星喬治克隆尼在電影《型男飛行日誌》中，飾演帥氣多金的企業高幹，一年飛行322天到處出差，自由自在隨意與偶遇的美女約會，這種日子羨煞多少男性。你能想像，某一天喬治突然說「啊，我不想再飛了，更不想跟美女約會了」嗎？

50歲的麥可正是像電影裡的喬治克隆尼般的外商公司高階經理，出差頻率高到每天早上醒來都得想一下自己現在到底在地球的哪個角落。飛行是他的日常，卻能從不感覺疲倦地，總是保持高昂的事業熱情與奮鬥精力；這樣的特質使得他屢屢為公司創造驚人業績，同時也大大滿足自己的成就感。

不過當他來到我的診間時，模樣卻完全不會令人想起喬治克隆尼。心情低落，連開口講話都很累似的，需要我不斷引導才能進入正題。

麥可覺得這1年自己整個人都變了，沒有活力不說，連過去相當自豪的戰鬥型快狠準商業決策能力也完全崩解。「不知道怎麼搞得，做事情猶猶豫豫，瞻前顧後，

幾個案子都在我手上錯失良機。醫生，我心情很不好，還動不動就對人發脾氣，這完全不是以前的麥可啊！」

「以前不管工作多長時間，一下班還是可以往健身房裡鑽，不練個1、2個小時不痛快。可是現在下班只想回家，不要說什麼幾公斤的重訓器材了，目前我唯一想運動的只有手指，按遙控器，身體癱在電視前動也不動。」麥可說：「才多久，以前那些結實的肌肉都不見了，肚子越來越大，褲子得重新去買，健身房懶得去，除非是可愛的客服打來，才勉強去一次。」

一直打不起精神，連太太跟好友也覺得麥可怪怪的，向來以事業為重的他居然動了念頭想申請優退，感覺自己徹底變了一個人。

「本來以為是年紀的關係，」麥可說：「兩個星期前開車聽廣播，正好聽到莊醫師你上節目講男性更年期的衛教，提到的勃起功能變差、性慾降低、感覺沮喪這些症狀我都有符合。因為勃起困難，所以已經1年多沒有性行為，晨勃更是早就沒有了，所以今天來找莊醫師，幫我看看我是不是遇到更年期問題了。」

經過兩次抽血檢查後看出，麥可的男性荷爾蒙（睪固酮）遠遠低於建議的正常範圍，並且因為有明顯症

狀，在確認並非攝護腺癌的高危險群者之後，開始進行男性荷爾蒙的補充治療。針對勃起功能障礙，則施以客製化的「雞尾酒式」療法（包括男性荷爾蒙的補充、融合醫學、分子矯正營養補充及低能量陰莖震波）。

三個月後，麥可清楚感受到自己不再心情空虛徬徨，身心都重新充滿活力，也開始回到健身房運動，肚子馬上消掉不少。

更年期障礙是男性非常重要的初老症狀之一，病情嚴重者不僅自己痛苦，也深深影響身邊的人，甚至造成人際關係緊張、職場表現不佳、家庭失和，有時也會伴隨著高血壓、高血糖等健康問題。

為什麼說性功能障礙是男性初老指標之一呢？

男人約在35歲睪固酮達到高峰後，就逐年以約2-3%的速率降低分泌，等降到某種程度，便會出現跟麥可一樣的症狀，尤其是欲望減低和勃起障礙等。

所幸若能早期發現診斷，進行適當男性荷爾蒙補充，是很容易就能恢復「男子氣概」的。就像麥可回診時，低聲告訴我，上周末和太太歡度結婚十六周年，兩人擁有了「一個非常美好的夜晚」。

喬治克隆尼又可以繼續進行他的型男飛行啦。

☑ 幸福醫師莊豐賓醫師的叮嚀

1. 男人約在 35 歲睪固酮達到高峰後，就逐年以約 2-3% 的速率降低分泌，等降到某種程度，便會出現跟麥可一樣的症狀，尤其是慾望減低和勃起障礙。

2. 男性更年期不像女性有停經的明顯指標，因為睪固酮的分泌減少，好像溫水煮青蛙，慢慢中不知道因為睪固酮分泌不足，已經造成身心靈的影響。

3. 在抽血檢驗及病史診察確認，因應每個人的情況來規劃荷爾蒙補充的方式，通常需 1-2 年的矯正期，才會趨於穩定。此時也會同時處理相關問題，如性功能障礙、三高……等。

4. 在補充睪固酮期間須追蹤睪固酮、攝護腺癌指數（PSA）和血容比（Hct）。

兄弟們，一切好嗎——急性高血糖

來到我診間的這位印度朋友，長了張濃眉大眼高鼻

的臉，30多歲的他竟然有點像印度男藝人阿米爾罕，大家一定都看過他主演的電影《三個傻瓜》，所以我就把這個患者化名為劇中男主角藍丘吧。

藍丘在競爭相當激烈的印度，畢業於很好大學的電機系，又拿到全額獎學金赴美進修，之後進入矽谷的科技公司當工程師，並把本來在印度的妻子接到當地同住，很快生下一男一女，過著幸福的生活。

一年前被公司外派到台灣工作，帶著全家同來的他責任感使然，前半年不管是新的工作環境或是新的生活方式都感受到不小的壓力。

但藍丘很快發現，台灣是一個比印度甚至美國都方便很多的地方，他告訴我：「一走出家門，就有各國的美食可以享受，我們很愛台灣的料理。這裡到處都有24小時營業的便利商店，就算工作到半夜，也還是有熱騰騰的食物可以吃，連過去不吃宵夜的我都養成吃得飽飽再回家睡覺的習慣。」

「台灣還有個最迷人的東西，就是各種茶店，我們印度也喝很多茶，但你們的手搖杯真是好喝。」他回味無窮地搖晃腦袋：「我一個星期可以喝三、四杯沒問題。」在處處美味的台灣，藍丘原本的緊繃慢慢解除，

學會享受此地的生活。

然而就在覺得身心都好不容易放鬆的時候，前陣子他突然感覺某種異常。正值壯年的他向來性生活美滿，最近卻突然力不從心，像我們常聽患者說的「上面有想法，下面沒辦法」。他試過許多自我強化的偏方，但那頹勢卻不減反增，到後來連勃起的硬度也越來越差。

藍丘跟妻子一起來到我的診間，這種情況不算多見，一般台灣男性患者偏好獨自應診。我趕緊將我所會的英文全搬出來與他進行問答，終於釐清困擾著他的是哪些問題。因為症狀是突然發生，且已過三個月還沒有自然恢復，所以要先排除是否有創傷或神經壓迫。

待確定並沒有上述問題後，我請藍丘進入診療區，當他褪去衣褲，第一眼看到他的生殖器時，馬上有個鑑別診斷浮出我的腦海──龜頭顏色異常，看起來像高血糖患者常有的狀況。

我馬上為他做手指頭快速血液檢測，結果發現，藍丘的血糖值竟高達500，為正常血糖的三倍。當下即刻為他轉診至新陳代謝科，進行血糖控制，因為以這數值，如果再飆高可能會引起酮酸中毒而昏迷。

糖尿病、高血壓、心血管疾病長期下來的確會逐漸

影響男性的勃起功能，但若是病況突然發作或惡化，則會造成突然不舉。

幸好藍丘在新陳代謝科醫師的積極治療，並搭配飲食習慣的調整下，血糖恢復至正常值，性功能也跟著回到過去水準。在他三個月後的回診中，我再三提醒血糖控制的重要性，告訴他糖尿病患者比一般人更容易且更早產生勃起功能的障礙，不可等閒視之。

對比幾個月前垂頭喪氣來見我的他，看著藍丘高高興興離去的背影，我腦中出現《三個傻瓜》裡的一幕，好像藍丘跟電影裡的阿米爾罕一樣，心情無比愉悅地隨著主題曲「一切都好」邊跳邊唱著：「噘起嘴脣，吹個口哨，把困難吹散，一切都好～兄弟們，一切都好～朋友們，一切都好～！」

☑ 幸福醫師莊豐賓醫師的叮嚀

1. 荷爾蒙失調引起男性勃起功能危機，除了耳熟能詳的男性荷爾蒙睪固酮之外，還有多種荷爾蒙失調疾病也會影響，如：糖尿病、甲狀腺

功能亢進或低下、泌乳激素和女性激素過高……
等，皆會影響。

2. 對於突發性（短時間）勃起功能障礙症狀
加劇者，荷爾蒙的失調需要列入謹慎評估項目。

3. 突發性血糖控制不良者，會表現出一些相
關症狀，例如三多（吃多、喝多、尿多），陰莖
龜頭的色澤有時也會有所改變（如暗青，因為高
血糖引起組織環境改變）。

4. 積極矯正失調的荷爾蒙，有很大的機會解
除勃起危機，改善勃起的功能。

攝護腺癌術後復健重振雄風

對於早期攝護腺癌且預期餘命大於10年的患者，攝
護腺切除術是常被用來治療患者的方式。研究報告顯示
25%至75%患者有術後合併勃起功能障礙的情況。

目前的研究文章雖然較偏向採用機器人手臂的方
式，但是現有的研究資料，認為傳統的腹腔鏡手術和機器
人手臂的手術方式，在術後勃起功能的保有於統計分析

上尚未有明顯的統計意義上的差異。在這兩者不同手術的術後併發症是否有差異，仍需將來更大規模的研究來追蹤。事實上，患者的年紀，執刀者的經驗，術前患者的勃起功能情況和是否神經保留，這些因素都會影響到術後併發症的發生率，同時也影響未來復甦的情況。另外體外或體內式的放射線治療，冷凍治療或是高頻超音波治療，也是會面臨治療後引起勃起功能障礙的情況。

許多人在早期即被診斷出攝護腺癌且可以及時接受攝護腺全切除術，但是性功能障礙和尿失禁常在攝護腺全切除術後伴隨而來。九成病患的尿失禁可以在術後一年獲得重大改善。雖然部分患者（6-86％）在攝護腺全切除術後18個月至2年左右，可以恢復至術前的勃起功能，但是有許多患者卻持續有勃起功能障礙，而且嚴重影響病患生活的品質。攝護腺全切除術後合併性功能障礙引起原因，目前認為可能是因為神經、血管的損傷，而造成進入陰莖海綿體平滑肌的血液減少引起缺氧，進而形成陰莖海綿體平滑肌纖維化，最後引起性功能障礙。

自1997年開始有人針對攝護腺全切除術後性功能障礙提出陰莖復健計劃，在手術後病患狀況恢復穩定時，便給予定期陰莖注射血管擴張劑，結果發現有注射的病

患恢復勃起功能的程度較好。近年來有許多的臨床報告顯示，手術後早期給予口服壯陽藥（如威而鋼）進行定期的規律性復健計劃，可較未接受者更容易早期恢復較佳的勃起功能。當然病患在接受此項復健計劃前需詳細評估，病患若需服用硝化甘油類藥物者為絕對禁忌，不適合口服壯陽藥來進行復健計劃。其他的方式例如真空吸引器、尿道投予血管擴張劑等，皆曾被報告可用來進行勃起功能的復健計劃。然而標準的復健計劃如頻率、時間長短、開始時間等等目前尚未有確定的規範。早期陰莖勃起功能復健對於因為攝護腺癌接受攝護腺全切除術後合併引起勃起功能障礙，目前已經被多數臨床報告證實，在協助勃起功能恢復上有正面的效果。但是標準的復健計劃仍需要大規模的臨床報告來予以驗證。

目前臨床實務上會於病患術後，依復原狀況進行個別的評估及復健計劃的諮詢。在無禁忌症狀下，依病患手術神經保留狀況，予以口服藥物的使用及低能量陰莖震波Li-ESWT。若是無神經保留者，則以陰莖海綿體注射為主。

復健兩個月後大部分的病患性功能評量分數可比復健前增加4倍（約為術前評量分數的一半以上），陰莖

勃起的硬度比復健前增加5倍（約術前的2/3硬度）。有神經保留者在進行復健三個月後會依病友個別的復原情況予以輔助治療（如加上真空吸引器或海綿體注射），而希望達到更高的性生活成功率。

陰莖復健計劃從開始的成果不一，到目前有更多的研究文章支持它的效果。成功的復健仍須依靠病友本身的瞭解及配合才可能達成較佳的效果，但相信陰莖復健計劃對因為進行骨盆腔相關手術引起的勃起功能障礙，在性功能改善預後扮演著重要的角色。

接下來，我們來看看在莊醫師幸福診療室中，因癌術後復健重振雄風的三個男人的故事。

那個每天運動每年做體檢的男人──攝護腺全切除神經保留術後性功能障礙

50多歲的杉哥是位成功商人，自己創業開設的貿易公司一直經營穩定，他不僅注重外表，將自己打扮得體面得宜，還兼顧內在，維持每天運動的習慣，也會固定一年全身體檢一次。

因此3年前體檢發現身體出問題時，對杉哥而言不特為晴天霹靂，他沒想到已經如此精心保養的自己居然

也會得癌症。

當時他被發現PSA異常（Prostate Specific Antigen，攝護腺特異抗原），切片檢查及一系列影像檢查後，確認為早期的攝護腺癌。杉哥不愧是做大事業的人，他馬上鎮定心情與醫生充分討論，決定接受傳統方式的攝護腺切除手術。手術非常順利，病理報告也確認癌細胞仍侷限在腺體中。

得益於一直以來的運動習慣，加上術後仍勤於復健，因此一般人最惱人的尿失禁問題，在他積極骨盆肌力訓練下，不到一年就幾乎消失無蹤。但……

杉哥語氣突然變得有些淡淡的哀傷：「那個，好像真的硬不起來了。」

雖然接受治療前就已經知道這個後遺症的機率很高，可以高達20%甚至90%，他說：「其實醫師的動刀技術非常高超，也保留了兩側的神經，但是……，真的面臨這種情況，我還是嚇到了。莊醫師，我會不會從此以後只剩下排尿功能啊？」

杉哥回憶，手術三個月後身體復原快速，當時除了還會尿失禁外，其他一切良好。「可是就在那一晚，我被迫面對了最不想面對的殘酷事實。」

那天太太不在家，小孩也都在外地求學，他突發奇想，決定來測試一下自己的性功能：「那天晚上，我連看了七八部的A片，從歐美、日本換到本土，我那個，那個小弟弟居然一點反應都沒有。」杉哥沮喪地說：「以前只要播到關鍵點，它都會乖乖被喚醒，就算沒辦法像年輕時那樣，至少也能達到帶皮香蕉的程度，天吶……。」

　　我看著他，覺得從天堂掉到地獄的表情，也差不多就是這樣了吧。

　　第二天太太回家，杉哥決定跟她坦白，「我們感情很好，一直以來性生活也十分協調，如果不能好好跟她聊一聊我真的會崩潰。」他告訴我：「我太太很體貼，覺得癌症控制得好是最重要的，沒有性生活沒關係。她都這樣說了，我就不再提這件事，但說我完全放下那是謊話。」

　　之後的2、3年，杉哥仍不放棄地四處求醫，漸漸覺得吃下高劑量壯陽藥後，好像也開始有效果；但吃藥會出現的嚴重鼻塞、臉潮紅副作用又讓他不安，所以也不敢常用。直到他在報紙上看到我提供的衛教資訊，決定來尋求幫助，看看有沒有其他低副作用的療法讓他比較沒有負擔地享受性生活。

在門診經過一系列評估後，發現他的勃起功能從術後的完全不舉（如急性中風初期一切功能停擺那樣），到最近可以藉由壯陽藥的幫助達到足以進入的硬度。這表示他的神經損傷已逐漸恢復，但是無法回到手術前有夜間勃起的自然生理現象。這會使得海綿體的彈性變差，就算使用高劑量壯陽藥也無法讓海綿體完全膨脹。

我為他量身規劃了半年的復健計畫，規律使用低劑量壯陽藥，訓練骨盆腔核心肌力運動，增加性生活頻率，並且在每次行房前加上短效型壯陽藥。這些建議的目的是增加海綿體平時擴張的頻率，改善並維持彈性，然後於上陣前加碼藥物，確保海綿體可以完全放鬆讓血液充分灌注，而達到滿意的硬度。

這樣的規劃旨在神經自行修復完全之前，利用復健的方式去維持海綿體正常的功能，避免久未使用彈性硬化，使勃起時無法接納大量血液而造成硬度不夠。正如同一種運動，一定要平時多加訓練，上場比賽才能發揮最大戰力。

半年後，很高興看見杉哥已逐漸恢復晨勃，現在只要在性行為前一個小時服用低劑量短效型壯陽藥，就可以擁有一個非常滿意的夜晚。

1. 攝護腺因癌症進行攝護腺全切除手術後，積極早期進行陰莖勃起的復健計畫，可以提供海綿體充足的血液灌注及膨脹，維持正常的勃起機能。

2. 可以在術前便進行復健計劃規劃，手術後傷口復原後就可積極進行。

3. 如同中風患者一樣，越早進行復健，復健效果越好。

4. 近年來採取機器手臂進行神經保留攝護腺全切除術，術後對男性勃起功能的保留有明顯進步。

當機器完全斷電──攝護腺癌攝護腺全切除神經未保留術後性功能障礙

清晨五點，在可遠眺河景的絕美高爾夫球草坪上，一群男人身穿顯然價格不菲的專業球裝，走走聊聊，不

知不覺就打完十八洞。回到球場附設的俱樂部裡，有的人快速沖澡完畢趕下山工作，有的人好整以暇享受豐盛早餐。杉哥與敖哥則選擇慢慢洗個三溫暖，泡在按摩池裡發出滿足的嘆息聲。

「呼，這陣子有夠累，大陸工廠終於搞定，好不容易才能來打球。」杉哥在水中緩緩滑動雙臂，享受全身毛孔擴張的微微刺激感。

他的好友敖哥則是頭靠著石枕將熱毛巾敷在眼睛上，「我現在終於知道血路要通的道理，這禮拜我打第三次了，每次打完來泡一泡，全身暢快啊……對了。」他把毛巾拿下來，若有所思地看著三溫暖裡擺設的大理石雕像：「說到這個，兄弟啊，你哥我有事想請教。」

「啊？你說你說。」

「就那個攝護腺，我不是去動手術……」敖哥欲言又止：「不知道是不是我太過敏，怎麼覺得，」他瞄向水下自己的身體：「怎麼覺得那個好像萎縮了啊？也完全軟趴趴的，我是想問問，你那時候動完手術也會這樣嗎？」

曾因攝護腺癌動過手術，並在我的門診進行性功能復健的杉哥馬上領會敖哥此刻面臨的問題，他要好友別

緊張，等從池裡出來換好衣服，馬上打電話幫他預約我的門診。

　　那天敖哥在杉哥的陪伴下前來，告訴我他因為做生意的緣故，長年奔走國外，有3年沒做體檢，直到太太催促才撥空去檢查身體，沒想到居然發現PSA高於正常值三倍（正常為4dng/dl以下）。經過一系列檢查，切片確認為攝護腺癌，馬上進行攝護腺切除手術，並因高度懷疑癌細胞已侵犯到兩側神經叢，故將其一併切除未予保留。

　　我首先向他說明，將神經一起切除是目前標準的做法，以確保癌症病灶完全消滅。不過也因此，支配勃起的性神經也會被截斷，如同脊椎神經被截斷後，相關的功能也會喪失一樣。敖哥手術後，性神經被切除，勃起功能會立刻喪失，而且不會像有保留神經的杉哥那樣自行慢慢恢復。

　　問診中了解，敖哥手術後陰莖完全沒有充血現象，自己嘗試過幾次壯陽藥也毫無動靜，感覺自己人生馬上變成黑白，看不到一點色彩，不知如何面對老婆。

　　我請他先不要沮喪，說明勃起是需要由性神經將性衝動的訊號傳遞到陰莖海綿體內，使血管肌肉及海綿體放鬆，繼而大量血液灌入，達到硬挺狀態。而當神經

被切，就如同機器被斷電，再也無法啟動，陰莖於是只剩下排尿功能。日子久了，機器長時間不用，海綿體硬化，便會永久喪失勃起功能。

敖哥此時面色沉重，如喪考妣。我繼續說明：「雖然被斷電無法全自動運作，但仍可以手動方式來維持機器功能，使其不生鏽報廢。」

「啊，怎麼說？」他驚訝地瞪大雙眼。

「先定期使用前列腺素進行陰莖注射，此藥的作用機轉與口服壯陽藥不同，可以不透過神經作用，直接放鬆陰莖海綿體達到充血效果，並搭配真空吸引器維持海綿體適當的功能，避免陰莖萎縮。」我努力說得簡單易懂。

敖哥此時終於露出進了診間後的第一個笑容。

經過半年依序進行的陰莖勃起復健計畫，敖哥已經可以經由注射前列腺素，或是只使用真空吸引器，達到足夠的硬度，完成性行為。雖然每次行房前，除了前戲之外還得額外加入手動作業，但在他老婆的體貼協助下都能順利完成：「我們現在把這個程序看成獨特的前戲，玩得很開心。」敖哥笑著說。

看著他的開朗模樣，我也有了新的體會。面對困境正面積極的態度果然是最好的良藥，也有助於享受當

下，並能放眼未來。

我相信有朝一日醫療科技的進步，像敖哥一樣的患者，會有機會重新啟動自動化裝置。在這之前，則好好認真勤勞地使用手動裝置維持正常性功能，並樂觀等待更新科技出現的那天來臨。

☑ 幸福醫生莊豐賓醫師的叮嚀

1. 神經保留與否主要判決於術前評估癌症可能侵襲的範圍，癌症可能病灶的全切除是手術治療最重要的目標。

2. 神經未保留的攝護腺全切除術，術後陰莖復建計畫會因為自然生理反應夜間勃起機制喪失，所以應該更積極的規劃和執行。

3. 勃起功能復原的情況會與術前勃起功能狀態有相關，若術前勃起功能硬度未達四級（小黃瓜），復健後的勃起硬度成果可能會低於三級（帶皮軟香蕉）。

4. 想像嚴重中風患者，積極復建可維持肌肉

肌力，避免關節僵硬，此觀念可應用在此案例中。

5. 醫療科技的進步，已經有再生修復的科技持續問世，例如低能量陰莖震波（Li-ESWT）、濃厚血小板生長因子（PRP）。可預期未來幾年幹細胞的應用也可能提供更佳的機會。

6. 對於攝護腺切除術後合併的勃起功能障礙和病患年齡，術前勃起功能狀況，是否神經保留和手術者的經驗有相關。術後越早期使用促進勃起功能藥物，有助於未來自然勃起的恢復。目前的文獻指出口服壯陽藥對攝護腺切除術後合併的勃起功能障礙表現出一定的效果。

7. 在神經保留患者，威而鋼、犀利士、樂威壯改善勃起功能最高比率，可以達到 70% 左右。每日使用口服壯陽藥對神經保留患者恢復勃起功能是有幫助的，可能是因為保護陰莖結構的變化。

8. 但口服壯陽藥對於神經未保留患者改善效果有限大約在 10% 左右。對於口服 PDE5I 效果不佳者或有禁忌者，可採用真空吸引器、陰莖海綿體注射、低能量陰莖震波（Li-ESWT）、人工陰莖植入等其他的方式。

癌後的性福──直腸癌術後合併勃起功能障礙

　　阿宇是我多年好友，以前常常一起騎腳踏車從新店一路騎到淡水，但這幾年他事業做得不錯因此玩樂時間變少，變得不太好約。但某個星期天突然接到他的電話，他在風聲中喊著：「要不要出來走一走？」

　　我們一面沿著河濱公園的步道慢跑一面隨便閒聊，我問他怎麼有空出來，他說可能是長時間久坐，最近便祕得厲害，想要加強運動改善看看。

　　「記得以前你上廁所都三秒解決，沒想到有歲了，反而變成有痔之士啦，沒辦法騎腳踏車了吧？」我跟他開玩笑。

　　「真的不敢騎了。」阿宇苦笑：「很奇怪，現在一有便意就覺得很急非馬上去廁所不行，但坐半天拚命用力，不是上不出來就是只有一點點，每天都脹氣得很厲害，飯也吃不下。」

　　我有點擔心地慢下腳步：「你這樣多久了啊？」

　　「一兩個月有了。」

　　「我看你還是排個大腸鏡檢查。」

　　「沒辦法啊，歐洲有個大單，我今天晚上就要飛出去，下個月才能回來，到時候再說吧。」

一個月後阿宇再度打電話給我，聲音非常沮喪：
「莊仔，慘啊，檢查出來說我是直腸癌，怎麼辦……？」

　　「你先不要緊張，醫生有沒有說阻塞的程度？」我
問。

　　「有喔，好像說是60%。」

　　「這樣啊，你先好好配合你的醫生，應該是要手術
吧？」

　　「對，已經排好時間。」他欲言又止，好不容易才
再度開口：「我有個當兵同梯的，他也是直腸癌，他說
他手術之後就完全，那個了。」

　　「哪個了？」

　　「就，就床上不行了。」

　　「是這樣沒錯，有些直腸或骨盆腔的手術中，行經
骨盆到生殖器的性神經會被破壞，造成之後的勃起功能
障礙，但你不用擔心這個，我會幫你設計完整的性功能
復健計畫，先好好對抗病魔。」

　　幸好阿宇手術順利，復原良好，等他身體穩定之
後我開始讓他服用口服壯陽藥，藉此增加陰莖海綿體的
血流灌注，保持海綿體彈性。但性功能的恢復卻不如預
期，病情控制之後，幾次嘗試性行為，即使在高劑量的

口服壯陽藥幫助下，仍然無法達到滿意的勃起硬度。

　　我與阿宇討論新的策略，他同意接受前列腺素陰莖海綿體注射，這個治療方式除了比較不受神經損傷的限制，同時也可以觀察陰莖海綿體的彈性情況。在陰莖注射前列腺素後，阿宇的小弟弟立刻表現良好，能有小黃瓜到帶皮香蕉程度的硬度，這成效相當振奮人心。

　　接著奇妙的事情發生了，就像電影《功夫》中周星馳的任督二脈被打通，全身血路暢通，內力大增力可擋車；阿宇的海綿體因這個治療法，像是過去的阻塞瞬間排除，轉眼從冬眠中甦醒過來。

　　之後只要服用口服壯陽藥，就可以達到滿意的硬度。並隨著身體狀況的逐漸改善，阿宇的性表現漸入佳境，有一天他壓低聲音高興地說：「好消息，我的如來神掌已經練成，現在不吃壯陽藥一樣威力無窮！」

　　在某些外科手術之後，的確會出現勃起障礙，差別只在受影響的程度。但如果有完整的性功能復健計畫，並提早執行、確實執行，大部分的人都有機會找回下半身的幸福。

大腸癌近10年來發生率在男性高居第一位。若是確診直腸癌，手術經由骨盆腔，術後可能引起男性勃起功能受損，而積極的勃起復健是可以幫助恢復勃起功能。

很多男性會因為術後人工造口而羞於進行相關症狀諮詢，提醒各位男性朋友早期積極進行規劃及治療，是有很大機會重拾幸福的。因為很多直腸癌的患者年齡介於中壯年，身體其他狀況皆佳，所以千萬不要輕易放棄下半生持續享有幸福的機會。

一切的努力都是為了等待那美好的瞬間

男性高潮的感覺，其實主要源自於大腦，當中樞神經達到高潮值，藉由交感神經興奮，就會傳遞訊息使陰莖肌肉收縮、做出射精動作。而射精後肌肉縮放的回饋，使得大腦感到快感，並且釋出性福的感受，一切的努力都是為了等待那美好的瞬間。

接下來，我們來看看在莊醫師幸福診療室中，因射精問題而困擾的三個男人的故事。

早洩快槍俠

小蟹的本名跟螃蟹一點關係也沒有，他說自己只是國中時喜歡在校園裡「橫著走」，所以同學都叫他小蟹。我懷疑這個「橫著走」不是真的橫著走路，而是橫行霸道。因為在我面前的小蟹，感覺上應該有著不平凡的過去。

看診時小蟹一坐定就開口問：「醫師啊，我問你男人進去多久以後射才算正常？女生一定要時間很長才會高潮嗎？A片男主角可以這麼久是不是都是靠藥物跟剪接的？」劈里啪啦連珠炮式問了一串問題。

我聽完笑說：「這些都是幫你朋友問的嗎？你今天來的目的是什麼？」

「我早洩。」這麼直接的答案還滿少見的。

進一步詢問相關病程及症狀，他回憶成長過程中父母忙於工作，常常放他一個人在家，所以從國中開始便時常偷看A片。每次在同伴之間分享觀後感時，大家對他投以的崇拜眼神讓他自信爆表，儼然成為國高中同學

之中的性學專家。

　　高三下考完大考，死黨起鬨集資，讓小蟹有了人生第一次性經驗。完事之後他踏出大門，死黨們一擁而上，追問他變成「正港男子漢」的過程，個個臉上表情全是羨慕。

　　只是他們不知道，表面風光的小蟹其實內心充滿挫折：「前面明明跟Ａ片一模一樣啊，一步一步進行得很順利，雖然緊張得要死但也終於來到關鍵時刻，誰知道說時遲那時快，在、在門口就繳械了！小弟弟立刻不聽使喚軟掉。那個女的知道這是我的第一次，很溫柔鼓勵我，說下次再接再厲，走之前她還包了一個紅包給我。」

　　幾年來他交過不少女友，同樣情況卻持續發生，有時勉強可以進入，卻馬上倒數計秒，很少有令人滿意的結果，每次結束小蟹總是深深感到自卑與不安，於是更加沉迷於Ａ片當中，因為自己來比較不會有壓力，也慢慢的減少對女性伴侶的追求。

　　直到幾個月前國中同學會，再度遇到當年班上的女神，也恰巧知道對方目前感情處於空白。最開心的是，聽說因為小蟹當年曾經幫她解決困難，所以對小蟹一直

懷抱好感。女神的再度出現，激起了他人生新的希望、
目標，也是他願意來門診尋找協助的動力。

　　了解小蟹來求診的原因及症狀後，我再度確認他的
勃起功能是正常的，且性慾仍然旺盛。雖然之前曾經感
到自卑，但女神的出現又點燃他的男人本色，散發出高
濃度男性荷爾蒙。

　　我跟他解釋，早洩是無關乎年齡的，有高達百分之
二十五的男性面臨同樣問題。目前真正病因尚未清楚，
神經、心理、生理或精神壓力皆有可能：「通常像你這
樣第一次性經驗便面臨早洩問題的年輕人，醫學上稱為
原發性；有些人是年輕時沒有問題，到了中年以後才出
現症狀，則是次發性，其原因可能與勃起功能障礙、慢
性攝護腺發炎有關。」

　　早洩的定義過去是以抽送次數，現在則以在女性陰
道內的時間為主，目前是少於一分鐘就有射精感覺，且
無法自我控制和延遲，造成個人在情緒、社交的負面影
響為判斷標準。

　　因為形成的原因複雜，所以在治療時會建議採取
合併治療，有心理支持、中樞興奮抑制、局部噴劑或軟
膏、行為治療等方式，多管齊下，不可太急。因為身

體反應需要學習，進而習慣。所以通常要在一段時間之後，才會有滿意的療效。

經我詳細解釋，小蟹進行了將近半年的治療，最後一次門診時，已經很有自信，他告訴我自己已經脫離了「快槍俠」的行列，有信心可以成為「慢郎中」啦。最後他補充說明，雖然和女神約會沒有成功，卻和她的閨蜜成了男女朋友，說完臉上帶著幸福的光彩離開診間。

那畫面簡直就像西部片裡的牛仔似的，帶著勝利自信消失在荒野當中……。

☑ 幸福醫師莊豐賓醫師的叮嚀

1. 早洩的定義現在以在女性陰道內的時間為診斷標準，目前是少 1 分鐘就有射精感覺時且無法自我控制和延遲，同時造成個人在情緒社交的負面影響。

2. 早洩發生率是無關年齡的，有 25% 的男性面臨此問題。目前真正病因尚未清楚，神經、心理、生理或精神壓力皆有可能為其中起因之一。

3. 醫學專業分為：

原發性者：通常年輕人從第一次性經驗，便面臨早洩的問題。

次發性者：有些人是年輕時沒有問題，到了中年以後才出現症狀，其可能跟勃起功能障礙，慢性攝護腺發炎有關。

4. 治療時建議採合併治療，有心理支持、中樞興奮抑制、局部噴劑或軟膏、行為治療等多管齊下不可以太急。因為身體反應需要學習，進而習慣。所以通常要在一段時間過後，才會有滿意的療效。

延遲射精慢郎中

如何讓男性延後射精時間的方法，一直是許多男性朋友夢寐以求的，但是卻有少許人因為射不出來而感到苦不堪言。

30歲的阿德，結婚兩年，因為射精問題經由朋友介紹來到診間。

「莊醫師我請問您，沒有射精是否會影響到男人身體健康啊？古書中強調男人不射，可以延年益壽，是否

正確？」

「通常到我診間的男性朋友，十個有九個希望射精時間能用什麼法子延後，聽起來你和他們的問題不同。」

「從大學有性經驗開始，便發現自己可以撐很久，甚至可以到一個半小時，其實可以更久，只是兩個人都已經太累了而喊停。結婚前交往過幾位女友，都面臨同樣的問題。剛開始她們對我可以維持不射感到開心，稱讚我勇猛，說我是超級種馬。但交往久了，都覺得壓力很大。兩年前我結婚了，還好老婆還滿配合我的步調，但是事實上大部分時間也都沒有達到射精的階段，所以很少有機會享受射精瞬間的高潮快感，即使看A片自慰也很少成功射精。就好像農夫辛苦耕田，卻無法得到收割的快樂一樣。原本打算就這樣吧，不去理會它了。但是發現這樣下去無法傳宗接代，這就是大問題了，希望莊醫師能幫我找出解決方法。」

「阿德啊，一般男人真的是無法了解你的痛苦，真是辛苦了。」

男人在正常勃起後，扣除前戲，若超過30分鐘無法達到高潮射精，造成男女雙方身心靈的壓力，就可能是

延遲性射精。據統計，大約百分之一到百分之四的男性會無法達到高潮射精。目前延遲射精真正的原因不完全清楚，或許與荷爾蒙、神經傳導、糖尿病、脊椎損傷有關，當然心理和藥物也可能是引起遲射的原因。

經過抽血確認阿德無荷爾蒙失調及服用具潛在風險的藥物後，依照症狀規劃了行為治療，心理諮商及輔助藥物，協助他較容易達到性高潮，重新啟動射精的機制。一系列的治療過後，達成高潮射精的比率逐漸增加，目前仍在持續看診中。真心期待很快能聽到他完成人生的下一階段，辛苦的阿德能蛻變為幸福的阿德。

☑ 幸福醫師莊豐賓醫師的叮嚀

1. 男人在正常勃起後，扣除前戲，若性交過程超過 30 分鐘（或是 1 小時以上）無法達到高潮射精，並且造成男女雙方身心靈的壓力，就可能是延遲性射精。

2. 約 1 至 4% 男生會無法達到高潮射精，並且造成男女雙方的身心理的壓力。

3. 延遲射精真正的原因目前不完全清楚，有可能是因荷爾蒙、神經傳導、糖尿病及椎損傷等因素有相關，當然心理和藥物也都是可能引起遲射的原因之一。

4. 治療時建議採合併治療，有心理諮商、行為治療及輔助藥物等多管齊下，不可以太急，因為身體反應需要學習，進而習慣。所以通常要在一段時間過後，才能協助他比較容易達到性高潮，而重新啟動射精的機制。

乾性射精──空砲彈

（改編自原文刊登於2020年1月6日康健雜誌，https://www.commonhealth.com.tw/article/80701）

60歲的華叔，過去房事美滿，但最近幾次做愛，發現有些「射不出來」的問題，讓他感到相當困擾，不知道哪邊出了問題沒有射精。華叔不禁開始懷疑，是不是前陣子因射護腺肥大的症候群影響日常生活，而醫師開

立了改善排尿的藥物，服用幾天後就開始感到射不出來造成困擾。

首先，我們要安慰一下華叔出現了所謂「乾性高潮」（Dry Orgasm，或稱乾性射精）的情形。

男性高潮的感覺，其實主要源自於大腦，當中樞神經達到高潮值，藉由交感神經興奮，就會傳遞訊息使陰莖肌肉收縮、做出射精動作；因此換句話說，高潮其實與精液是否射出並無關係。

以簡單的例子比喻，精液就像子彈，正常情況下，子彈應從槍口射出；而乾性射精，就是指子彈堵在槍管中，無法正常射出；逆行性射精，則是像子彈往後跑，跑到膀胱隨著尿液排出。

乾性射精與逆行性射精皆屬「射精障礙」的範疇，與「射精困難」（包括無法射精與延遲性射精）不同，若同樣以子彈來舉例說明，射精障礙（乾性射精與逆行性射精）是指子彈有因高潮而射出，只是射錯方向、彈道偏離，沒有正常射出。

而射精困難（無法射精與延遲性射精）則可能是連高潮都沒有達到，子彈難以或根本沒有射出。（詳細分類可見下圖）

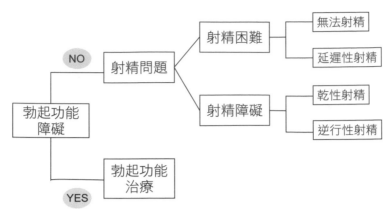

（圖片來源：莊豐賓提供，吳孟瑤繪製）

乾性高潮的5個原因

造成乾性射精與逆行性射精的原因，可分為以下幾點：

1.藥物副作用：較常見如治療攝護腺肥大所使用的甲型阻斷劑，雖然能降低膀胱出口阻力、幫助排尿，但也容易造成膀胱頸緊閉不全，形成逆行性射精。另外一些治療精神疾病及高血壓的藥物，也可能影響。華叔主要是這個原因造成的。

2.糖尿病併神經病變：糖尿病患者的周邊神經較差，自律神經失調容易造成膀胱頸緊閉不全，而發生逆行性射精，其中發生的機率約為32%。

3.手術後遺症：較常見的有像是因攝護腺肥大而開的「經尿道內視鏡前列腺刮除手術」，約90％的患者術後都會有逆行性射精的狀況產生。另外，像是一些腹部或骨盆的重大手術，如直腸全切除手術、脊髓手術等也都可能造成。

4.脊髓傷害：脊髓傷害的位置如果是第10個胸椎以上者（T10），交感神經的傷害可能造成膀胱頸緊閉不全，而發生逆行性射精。

5.其他因素：如後腹腔腫瘤造成的交感神經壓迫、膀胱頸傷害併閉鎖不全等。

對健康無危害，唯一影響生育能力

由於精液可以被人體自行代謝吸收，因此不論是乾性射精，或是精液隨尿液排出的逆行性射精，對健康基本上都不會有危害，頂多是部分男生看到自己沒有精液射出，會有射精不爽的感覺。

但唯一會受到影響的，是生育能力，若是有生育計劃的伴侶發生這種情況，可以先求助泌尿科與婦產科，找出造成乾性或逆行性射精的原因；若是藥物造成，基本上只要停藥或是做藥物調整即可解決；若是因手術造

成，則較不容易改善，需考慮做人工生殖。

　　但不論是何種性事問題，門診中常見其中一方被另一半「強迫」前來看診（例如太太逼先生來看診），或是其中一方瞞著另一半看診。很多性事問題其實也與情緒、心理壓力有關，建議不論是哪方有狀況，都應伴侶雙方一同前往就診，兩人共同解決問題，才能達到最有效的治療。

是否青春小鳥一去不復返

　　當勃起功能障礙患者對現行的第一、二線治療皆無效，或是想要永久性地解決他們的問題，此時可以建議接受人工陰莖手術。但是此手術要把所有的陰莖海綿體去除掉，只留下白膜外皮而將假體置入再將白膜縫合，所以基本上是一條不歸路，所以術前需要審慎評估。

　　最後分析台灣夫妻至幸福門診時的期待及夫妻間的應對關係。

老莫的第二個春天──人工陰莖

　　老莫因為姓莫，早年孫越主演的《老莫的第二個春

天》當紅時，常有人開他玩笑，他總是回答：「我是老莫沒錯，但春夏秋冬都讓我老婆包了，用不到第二個春天。」

沒想到比較年輕的太太居然會早他一步先走，這之後老先生獨來獨往。兩個小孩算會念書，出國留學都留在異鄉落地生根，過往他還會跟太太一起遠渡重洋去看看孫子；但現在少了陪伴，提不起精神，只能等待兒輩孫輩一年一度回台灣看已高齡80的他。

幸好還在教畫畫，天天有學生上門說說笑笑、日子不至於過度枯燥孤單。前年開始收了個新來的女學生，50多歲卻已經單身多年，獨力帶大了小孩，現在開間小小的麵店維持生活。

兩人雖相差24歲，卻很聊得來，麵店老板娘長得白皙清秀，燒得一手好菜，見他過年過節老是一個人，乾脆買好食材到公寓裡為他置辦一桌，吃飯喝酒聊天看畫，時間長了漸漸有感情。老莫想起那個遙遠年代的電影，醞釀許久終於找到機會，牽起了她的手。

在診間裡看著80歲老先生滿臉幸福，我很為他高興，老莫聊到開心處一拍大腿：「都忘了提，我是你的老師李教授介紹的啊，你可以幫到我吧？」

「伯伯放心，老師已經交代過，要我好好協助您。」

老莫此時終於比較鎮定，開始講述自己身體狀況。50歲起有糖尿病跟高血壓的問題，服用藥物後血壓有控制住，但因為「實在忌不了口」，糖尿病的狀況這一直沒辦法穩定，於是5年前開始注射胰島素。

勃起功能則約在20年前就逐漸衰退，近15年更是完全沒有性行為了，與小自己兩輪的學生交往後，莫伯伯覺得自己「身為男人，有讓心愛的人享受性福的責任」。才開始求醫跟試用各種偏方，但一直覺得沒有明顯功效。「雖然已經80了，但身體各方面還是不錯的，算是你們說的硬朗吧，我真的不想放棄。」

聆聽老人的心情之後，我用最簡單的方式跟他解釋病因、現況及未來治療的方向。

糖尿病跟高血壓是造成勃起功能障礙非常重要的因素，這兩種疾病會影響進入陰莖的血管彈性，造成勃起時血流灌注不足。而且糖尿病會導致神經傳導遲鈍，海綿體硬化而造成不易堅挺，若是糖尿病控制不好，會使勃起功能障礙比同年齡無糖尿病者提早10年發生。

莫伯伯已經多次嘗試口服壯陽產品，因為效果不佳，所以進一步規劃他採用陰莖前列素注射，或是使用

真空吸引器。

　　一聽到陰莖注射，已經注射胰島素多年的老莫忙不迭搖頭：「我實在怕了打針，更何況是要打在那裡……」經過討論，他決定先用真空吸引器看看。可惜經過一段時間的學習，仍無法正確操作，再度來到診間的他滿臉失望，但還是用充滿勇氣的口吻說：「莊醫師，還有沒有其他辦法？我都可以努力去試！」

　　於是我打電話給恩師李教授，跟他討論是不是這病例只剩人工陰莖治療一途。人工陰莖手術需要把所有陰莖海綿體取出，用人工陰莖材料去填滿原有的空間。手術之後的狀況就像重新裝潢過的老房子，只剩外殼是原本的，屋內結構完全被破壞取出，然後重新置入人工合成物體；是一個沒辦法回頭的旅程，手術後就不可能再恢復原來的海綿體內容。

　　經過三方詳細討論，莫伯伯慎重考慮之後，決定接受人工陰莖置換術來追求他接下來人生的幸福。

　　考量到年齡及慢性病問題，我建議使用單件式多關節的人工陰莖，好處是手術時間短、麻醉時間也短，同時感染預防比較容易。

　　手術完成後六個月，老先生回來門診做定期追蹤，

他說：「莊醫師，我上個月第一次嘗試，果然提槍立馬可以上陣，非常滿意非常滿意！之後接連又試了幾次也都成功，我女朋友還因為我可以長時間金槍不倒感到很驚喜啊。」莫伯伯滿是皺紋的臉上笑開了花，顯得心滿意足。

看到老莫真的找到他的第二個春天並尋回性福，這是身為臨床醫師的我在忙碌高壓的診療工作中，最大的欣慰與成就感呀。

☑ 幸福醫師莊豐賓醫師的叮嚀

1. 人工陰莖手術需要把所有陰莖海綿體取出，用人工陰莖材料去填滿原有的空間。手術之後的狀況就像重新裝潢過的老房子，只剩外殼是原本的，屋內結構完全被破壞取出，然後重新置入人工合成物體；是一個沒辦法回頭的旅程，手術後就不可能再恢復原來的海綿體內容。

2. 因此人工陰莖手術在勃起功能障礙，會被放在最後的治療方式。

3. 通常有兩種選擇

單件式多關節可塑性的人工陰莖：提槍立馬可以即刻上陣，但無法膨脹。

三件式充水式可膨脹性的人工陰莖：符合生理機制，平時外觀正常，要性行為前按下放置在陰囊中的暗鈕，便可使存在水球內的水灌注入兩側的白膜內，使陰莖膨脹。完事後，再按下陰囊中的暗鈕，便會使白膜內的水回注到水球，使陰莖回復正常外觀。但使用久了機械故障的機會可能增加。

向左轉向右轉還是一起向前走──另一半對勃起障礙治療的迷思

西元2005到2006年，我到美國俄亥俄州克里夫蘭市克里夫蘭醫院進修了1年。第一次感受到美國醫療制度與台灣健保制度，在醫療實務上的明顯不同。我相信讀者們應該也感同身受，或由網路分享中得知一二。身為一個泌尿科醫師，尤其專研男性健康的我，特別在病患隱私、病識感以及伴侶態度，與台灣大大的不同，感受更為深刻。在克里夫蘭醫院通常患者需要先預約，幸福門診一天上下午大概共約診6個患者左右，也就是說至

少會預留一個小時給每位患者進行診療。通常夫妻在約定時間一起到來，會有行政人員引導患者進入一個獨立診間等待醫師到來，我想如此可以避免患者在公開空間候診，尤其診間門口掛著幸福門診招牌的尷尬及不安。診間內有沙發，患者可以舒適坐著，減緩緊張。主治醫師會由過去病史、現在病史等進行一系列標準的診療程序，最後會予以治療規劃的建議。

當整個門診諮詢走到最後這步驟，病患及伴侶的反應，最可以感受到台美醫病文化的差異。

我們台灣的男性朋友一般大多是自己前來，比較重視會不會好？以後一定要完全依靠藥物嗎？效果如何？有副作用嗎？最後才會問價格。因為目前男性勃起障礙治療，仍屬於健保不給付項目，通常男性朋友會在價格部分卡關，猶豫不決。但是比較特別的本土文化是有不少的男性朋友，會願意花大錢私底下去購買產銷過程不清楚的產品，而對於正規且比較經濟實惠的藥品或正規治療療程卻下不了手。

在台灣一般來說，夫妻一起同來看幸福門診的相對上比率較少，國外就我所見大約七、八成左右皆是夫妻一起來。在台灣若是太太陪同前往門診就有不同的型態。

第一種打槍型：通常一進來太太就會坐在旁邊另外一張椅子和先生有些距離。當先生回答重要問題時，她會突然發聲，質疑先生的答案。例如醫師問先生勃起後的硬度如何？先生回答像帶皮香蕉，太太突然說是嗎？你說的是帶皮的成熟芭蕉吧？（芭蕉會比香蕉軟嗎？）我覺得最硬只有剝皮的香蕉啦。醫師，我在用的人最清楚，我先生總是搞不清楚。若再問一個問題，先生您覺得勃起情況變差是這幾年嗎？先生回答是的，年輕的時候非常厲害，可以1、2個小時沒問題，最近這2年才變差的。接著太太的回答馬上讓診間瞬間瀰漫著尷尬的氣氛，是嗎？我和你結婚5年了，你一直就是這樣子。我不知道你的1、2小時是跟誰？我來不及參與。瞬間我的眼神馬上移轉到電腦螢幕上，無法想像先生的表情。我才深深體會到電影中，為何探長總要把案件關係人隔離訊問的原因了，因為真相只有一個，但是每個人看的角度不同，而造成了迷惘。

第二種是主導型：一進入診間就會緊緊的站在老公的旁邊，通常老公只有機會回答第一個問題的前半部，接著太太就會覺得老公回答的內容不正確，而完完全全接手後面的問題。只見老公靜靜的坐在醫師和太太中間

不敢插嘴，完全由另一半代表他們倆發言，不過老實說有時太太的感受會比較確實。事實上現在對性功能障礙的診斷定義，已經把性伴侶滿意與否列為診斷的標準之一了，所以太太的資訊非常重要。

　　第三種常見的類型為害羞的假局外人：一進入診間太太就坐遠遠的，一直低頭滑手機，但是可以感覺到她有在聆聽診間內的對話。通常這類型的先生感覺上比較有男子漢氣概。而且他們通常要來門診求助診療的原因，大部分是因為覺得當個男人滿足太太的需要是做為男人的責任，通常會談到此，可發現太太害羞的頭又更低了，但感覺得出眼神充滿了幸福。

　　接著來到討論治療計畫的階段，通常安排相關的血液檢查是必要的基本項目，而在口服壯陽藥可以達到七成效果的情況下，目前使用口服壯陽藥是提供治療也是診斷的步驟之一。因為由對口服壯陽藥的反應程度，可以讓醫師了解患者勃起功能障礙的可能原因及嚴重程度。在開立口服壯陽藥前，一定要確認患者是否有在服用硝化甘油類的藥物，最被大家耳熟能詳的預防急性心肌梗塞的舌下含錠片就是其中的一種，因為硝化甘油類的藥物和口服壯陽藥一起合併使用，有可能會造成導致

威脅生命的低血壓，所以被列為絕對的禁忌症，也就是兩者不可以同時使用。另外因為口服壯陽藥可以使血管放鬆，血流灌注增加，所以除了使陰莖容易充血勃起之外，當然也會使得其他部位的黏膜組織充血，所以常見的副作用有臉部潮紅、鼻塞、眼紅等。通常不管是前面哪一種類型的副作用，太太只要一聽到可能有些副作用，既使告知此藥物是安全的，八九成的太太馬上會說可能有副作用噢？那麼我們不需要了，沒有那個也沒有關係啦！接著就急得把老公帶離診間，好像生怕他會被醫師說服了。不過偷偷地告訴大家一個小祕密，通常大部分的老公會為了給老婆幸福，在兩三週後會單獨的再回到門診，要求開立口服壯陽藥。這就是我們台灣夫妻可愛的地方，各自用自己的方式去愛護伴侶，但是卻又不好意思公開表達。

再回到我在美國看到患者，他們如何面對性功能障礙的治療？通常他們一樣會非常詳細的詢問藥物的效用和副作用，但是感覺上他們已經做過功課，所以大部的時間是在解釋討論問題。比較不像在國內大部分時間是在介紹說明。他們了解治療規劃，並且會夫婦一起來進行治療，尤其特別在國內目前患者仍然比較無法接受

的陰莖海綿體注射和真空吸引器部分，他們的態度真的跟我們國內患者大大的不同。通常可以見到70歲到80歲的夫妻，共同來到特別門診，學習如何自己操作執行注射或使用真空吸引器。事實上有許多已年長的太太來學習實際的操作，而幫助老公打針或操作吸引器，使其可以完成滿意的勃起。曾經有對老夫妻告訴我，雖然他們因為年老在執行操作時比較緩慢，但是他們夫妻把這些步驟視為另類的前戲，一起努力享有夫妻間親密的新生活。我心中也默默祈禱著，希望有一天我們台灣也能創造一個優質的診療環境，讓夫妻可以一起共同在一個保有隱私、無壓力且時間充足的情境下，讓專業的幸福醫師一起來研究診斷，並且為他們規劃重拾幸福的劇本，既使到老年仍然可以享有滿意的性生活。

☑ 幸福醫師莊豐賓醫師的叮嚀

解決性福的困境，最好的方式就是要了解自己的問題，藉由專業的醫療諮商，去建立一個讓你覺得舒服的兩性關係，並且尋求有效的治療方式。

後記

幸福＝健康＋性福

　　媒體網路興盛的年代，現在男性對於性方面仍有
許多的迷思。尤其當40歲以後步入中年的階段，逐漸會
發現自己在性能力方面開始和年輕時有所不同。但是礙
於工作的繁忙、現行健保門診制度缺乏隱密性的原因；
以及需在門診等候很久，而醫師礙於等候就診患者過
多，無法讓男性朋友好好敘述問題，並且同時清楚解釋
疑問。所以很多男性朋友只好求助於未被確實驗證過的
網路訊息、來路不明的偏方，或是經由朋友之間私下的
「嗜好介紹」服用壯陽產品，來解決在房事上的困境。
然而事實上卻從未針對自己的性健康，去做全面性健
檢，明確找出真正原因來對症下藥，並且進而規劃長期
的保養策略。

　　這對於男性朋友如此切身重要的事情，卻因為大
環境和個人面子的原因，而被大部分的人選擇性避談忽
視，我認為這是目前非常令人憂慮的社會潛在問題。為

何是潛在的重要社會問題呢？古人說「家和萬事興」夫妻之間的性生活協調是家庭中感情維持的重要根基之一。當夫妻一方因為個人的性健康出現了問題，而開始躲避甚至拒絕與伴侶有親密的行為，會讓不知情的一方誤認為彼此的感情不再親密依舊，心中產生了誤會或是自卑；如此當然會造成家庭的問題，造成雙方的誤解。家庭這個組成社會的重要單位若是不和協，必影響到社會國家的穩定。

令狐沖、韋小寶、楊過……等這些在金庸大師小說的男主角，他們每個人的獨特個性、成長背景及扣人心弦的故事，相信是大部分人瞭若指掌的。但是我們對自己的身體也有如此瞭解嗎？因為現實生活中，許多男性朋友對於自己性健康有許多的疑問及迷惘？所以無法在發現身體已經有所改變的初期（微軟），就去尋找醫師的專業協助，而造成病情的加重（微勃），甚至延誤了治療的黃金期，如此實在可惜。因為性生活除了傳宗接代之外，也是上天賜給人非常重要的禮物。因此在本書中，就我在臨床上20年來幸福門診的臨床寶貴經驗，彙整出相關的案例，由男性朋友寫實的情況，依照病因來分析常見的症狀。例如擁有圓月彎刀的小丁，就是因

為先天性的陰莖彎曲，造成他在情感關係上的困境；阿魯巴男孩是在校園中常見的案例，因為運動或是意外損傷，而造成陰莖靜脈血漏，使他堅而不挺，舉而不硬，就是缺了那麼一點，造成他陷入極大的恐慌。

所謂的「對症下藥」，事實上就是依照症狀去分析探討其造成的潛在病因，並且去校正病因，重新獲得健康。期望經由症狀的切入，可以讓更多的男性朋友早點去發現自己身體健康上的初期變化，而提高警覺，去尋找相關的專業醫療諮詢及協助。進而在進入中年時期，在未有症狀，或輕微初老症狀（如微軟）就啟動和改善的措施，並且定期保養，莫待微勃空遺憾。

我相信幸福＝健康＋性福，真正的幸福是包含健康的身體加上滿意的性福。

幸福醫師的職志：給我下半身，圓你下半生！

讓我們一起追求健康，享受性福，擁抱真正的幸福！

CARE 60

堅持：泌尿科醫師破解攝護腺保健迷思，教你找回青春活力

作者	莊豐賓、王蘭芬
圖表提供	莊豐賓
主編	謝翠鈺
企 劃	廖心瑜
資深企劃經理	何靜婷
封面設計	陳文德
美術編輯	SHRTING WU、趙小芳

董事長	趙政岷
出版者	時報文化出版企業股份有限公司
	108019 台北市和平西路三段二四〇號七樓
	發行專線｜(〇二)二三〇六六八四二
	讀者服務專線｜〇八〇〇二三一七〇五｜(〇二)二三〇四七一〇三
	讀者服務傳真｜(〇二)二三〇四六八五八
	郵撥｜一九三四四七二四時報文化出版公司
	信箱｜一〇八九九　台北華江橋郵局第九九信箱
時報悅讀網	http://www.readingtimes.com.tw
法律顧問	理律法律事務所｜陳長文律師、李念祖律師
印刷	勁達印刷有限公司
初版一刷	二〇二一年七月三十日
初版二刷	二〇二一年八月二十三日
定價	新台幣三五〇元

（缺頁或破損的書，請寄回更換）

時報文化出版公司成立於一九七五年，
並於一九九九年股票上櫃公開發行，於二〇〇八年脫離中時集團非屬旺中，
以「尊重智慧與創意的文化事業」為信念。

堅持：泌尿科醫師破解攝護腺保健迷思,教你找回青春活力
/ 莊豐賓, 王蘭芬作. -- 一版. -- 臺北市：時報文化, 2021.07
　面；　公分. -- (Care ; 60)
ISBN 978-957-13-9183-0(平裝)

1.前列腺疾病 2.保健常識

415.87　　　　　　　　　　　　　　110010215

ISBN 978-957-13-9183-0
Printed in Taiwan